Maman

POUR LA PREMIERE FOIS

Tout ce que vous devez savoir pour votre première grossesse. Le guide complet et pratique de la conception à la naissance et la première année avec votre bébé

Version corrigée et mise à jour avec 3 BONUS :
-Mon Journal de Grossesse à télécharger
-liste de contrôle pour l'hôpital et le bébé
-Dévoilement des meilleures techniques de contrôle de la douleur

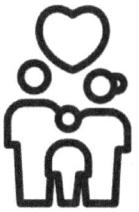

Amélie Martin

A vous qui allez être mère...

L'enfant appelle sa mère et demande :
« D'où est-ce que je viens ? Où es-tu venu me
chercher ? » La mère écoute, pleure et sourit
en serrant son enfant contre son sein : « Tu
étais un souhait qui s'épanouissait dans
mon cœur ».

(Rabindranath Tagore)

Résumé

Introduction

Si vous avez acheté ce livre ou qu'on vous l'a offert, cela signifie que vous avez décidé de vous lancer dans le merveilleux voyage de la maternité et que, selon toute vraisemblance, vous avez besoin d'être rassurée et aidée pour trouver votre chemin dans ce monde où tout est nouveau et inconnu pour vous.

Aujourd'hui, nous, les femmes, sommes **bombardées d'une quantité incroyable d'informations sur la grossesse et la maternité**. Des informations souvent banales et non scientifiques, contradictoires et entre lesquelles il n'est pas toujours facile de s'orienter, et cette confusion n'aide pas dans un moment aussi délicat.

Que vous attendiez déjà un enfant, que vous essayiez de tomber enceinte ou que vous envisagiez simplement d'avoir un bébé, j'espère que ce livre vous aidera à dissiper vos doutes sur la grossesse et à vous libérer de vos inquiétudes.

Tout d'abord, sachez qu'il est tout à fait normal d'avoir des doutes et des angoisses : en effet, vous venez de prendre la décision la plus importante de votre vie, celle de mettre un enfant au monde. Alors laissez-moi d'abord vous rassurer : toutes vos craintes sont normales et compréhensibles.

Vous avez probablement peur de perdre votre liberté, ou de voir votre carrière ralentir, ou peut-être pensez-vous que vous ne serez pas une bonne mère, que vous ne serez pas capable de vous occuper de votre enfant.

Parmi les aspects qui inquiètent la plupart des futures

mamans il y a le changement de leur corps, l'inconfort pendant la grossesse, sans parler de la peur du travail et de l'accouchement !

Nous avons toutes eu ces pensées, mais une fois encore, je suis là pour vous rassurer : la plupart des femmes vivent une grossesse agréable, sans problème particulier, et beaucoup de vos craintes viennent simplement d'un manque d'informations.

Si vous avez la patience de me suivre dans ce voyage, je vais essayer de vous aider à vivre votre première grossesse de manière consciente et sereine. Êtes-vous prête pour l'aventure la plus incroyable de votre vie ?

Première partie
Comment partir du bon pied

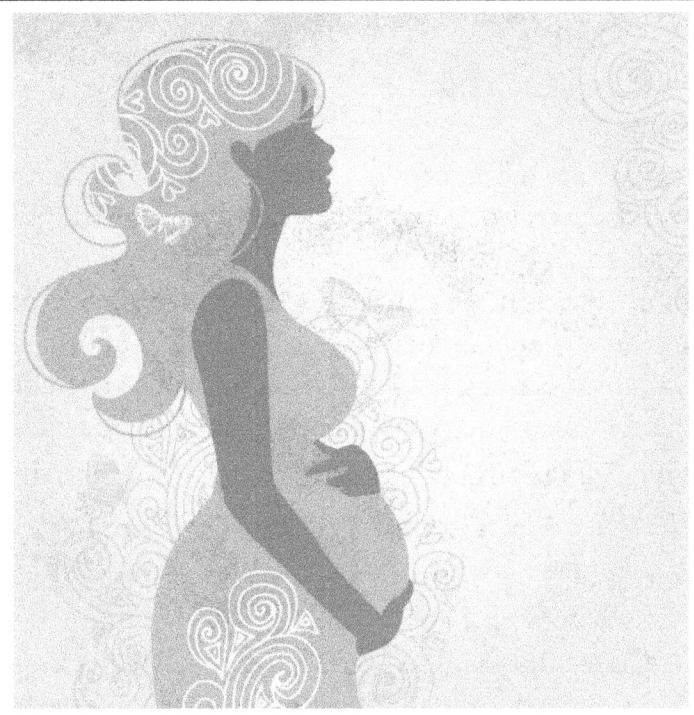

CHAPITRE 1
Examens préliminaires et contrôle médical

Il arrive un moment dans la vie de presque toutes les femmes, vers 30-35 ans, où l'horloge biologique commence à faire tic-tac, et où parents et amis commencent à vous faire remarquer sans trop de délicatesse que l'âge avance, et que les enfants se font quand on est jeune ; c'est le moment où vous commencez à voir des femmes enceintes partout, dans la rue, dans les magasins et à la télévision, sans parler de vos amies, qui sont presque toutes déjà mères.

Une pensée alors vous traverse : le moment n'est-il pas venu d'essayer d'avoir un bébé ? Tout le monde autour de vous semble fonder une famille avec facilité, mais vous avez peur de ne pas y arriver, vous craignez que vous et votre partenaire ayez des problèmes de fertilité. Bien sûr, si vous essayez d'avoir un bébé depuis plus de 12 mois sans succès, mon conseil serait de consulter un spécialiste, mais sachez que pour de nombreux couples, les problèmes de fertilité sont simplement dus au stress et à l'anxiété.

Pour vivre cette douce attente en toute sérénité, la science vient en aide avec une série d'examens préconceptionnels qui doivent être effectués dès que vous commencez à planifier une grossesse. Dans un premier temps, vous devez vous faire examiner par votre médecin qui va considérer vos antécédents médicaux et ceux de votre partenaire. Ces antécédents permettent de savoir s'il existe des maladies génétiques ou des maladies fréquentes dans vos familles. Le médecin vous prescrira alors ces analyses :

Test de Papanicolaou : tout d'abord, il est bon d'effectuer un test de Papanicolaou (frottis vaginal), afin de détecter d'éventuelles altérations avant qu'une grossesse ne survienne.

Examens hormonaux : parmi les examens préconceptionnels, les examens qui contrôlent la FSH et la LH, les hormones hypophysaires qui régulent le cycle menstruel et les niveaux d'œstrogènes et de progestérone sont essentiels. Un contrôle de l'AMH (hormone anti-mullërienne) pour évaluer la réserve ovarienne est également utile. Votre partenaire peut faire un spermogramme, c'est-à-dire une numération des spermatozoïdes avec analyse de leur vitalité et de leur mobilité.

Analyses de sang et d'urine : il est conseillé d'effectuer un hémogramme complet, ainsi que de vérifier la glycémie, la fonction thyroïdienne (TSH) et la présence éventuelle du VIH et du VHC (hépatite C).

Analyse du tableau infectieux : toujours au moyen d'analyses sanguines, il est possible d'analyser le tableau infectieux pour vérifier si l'on est immunisé contre la rubéole (test de la rubéole) et la toxoplasmose, des maladies qui, si elles sont contractées pendant la grossesse, peuvent entraîner des problèmes graves pour l'enfant à naître.

Ces tests seront ensuite répétés pendant la grossesse. Si vous n'êtes pas immunisée contre la rubéole, vous pouvez vous faire vacciner. Si vous n'avez pas eu la toxoplasmose, vous devrez appliquer certaines précautions alimentaires pendant la grossesse (éviter les saucisses et la viande crue ou insuffisamment cuite, et laver les fruits et légumes crus avec du bicarbonate ou de l'amukine).

Par ailleurs, dès que vous l'aurez informé de votre projet de concevoir un enfant, votre gynécologue vous prescrira de **l'acide folique**, principal complément en période de préconception et au premier trimestre de la grossesse. L'acide folique est une vitamine du groupe B, essentielle pour prévenir certaines malformations, comme le spina bifida.

Enfin, n'oubliez pas que si vous prenez la pilule contraceptive, vous devez l'arrêter environ trois mois avant d'essayer de tomber enceinte, ce qui correspond au temps nécessaire pour que votre corps se réajuste et que l'activité ovarienne reprenne.

CHAPITRE 2
Comment vivre une grossesse saine et paisible

La chose est enfin arrivée : vous attendez un bébé ! Tout d'abord, je tiens à vous féliciter, car l'aventure la plus excitante et la plus passionnante de votre vie vient de commencer ! La grossesse est un moment unique dans la vie d'une femme, mais aussi l'une des périodes les plus délicates ; pendant ces neuf mois, votre corps est bombardé par une quantité d'hormones qui affectent votre humeur et vous donnent l'impression d'être sur des montagnes russes : un moment vous êtes heureuse et le suivant vous êtes triste sans savoir pourquoi ou vous tombez dans l'anxiété. Ne vous inquiétez pas, ces sentiments sont communs à presque toutes les femmes et, dans ce chapitre, je vais essayer de vous donner des conseils et des informations pour vivre les neuf mois d'attente de la manière la plus saine et la plus sereine possible.

2.1. Mode de vie

Comme nous le savons, à tous les moments de la vie, il est bon d'avoir un mode de vie sain et une alimentation correcte, mais ces recommandations prennent une importance fondamentale pendant la grossesse, lorsque nous sommes responsables du bébé qui grandit dans notre ventre. Commençons par la question du poids : si vous avez un poids normal au moment de la conception, vous aurez probablement moins de problèmes pendant la grossesse qu'une personne qui a un poids très élevé ou insuffisant au départ. En outre, il est important de maintenir un poids raisonnable pendant les neuf mois, avec une augmentation allant de neuf à maximum seize kilos.

Une prise de poids excessive peut entraîner des problèmes tant pour le bébé que pour la mère (gestose, diabète gestationnel, naissance prématurée). Pendant la grossesse, notre corps a besoin du bon carburant pour bien fonctionner et répondre aux besoins du bébé, mais sans en faire trop.

Comme vous le savez peut-être, le dicton de nos grands-mères selon lequel il faut « manger pour deux » n'est pas fondé et a fait son temps : augmenter votre apport calorique de 200 à 300 calories par jour suffira à assurer l'alimentation dont votre corps a besoin pour faire grandir votre enfant.

Dans le cadre d'un mode de vie sain, il est primordial de suivre un régime alimentaire approprié (mais nous y reviendrons dans la prochaine section) et de rester hydratée en buvant au moins deux litres d'eau par jour.

La grossesse peut également être une bonne occasion de se débarrasser de ces habitudes que vous savez mauvaises, mais dont vous ne pouvez-vous passer, comme fumer ou boire trop d'alcool. Si vous consommez beaucoup d'alcool pendant ces neuf mois, vous doublerez le risque de fausse couche et augmenterez celui d'avoir un bébé présentant des malformations.

En ce qui concerne le tabagisme, vous connaissez déjà tous les dommages qu'il peut causer, mais maintenant que vous attendez un bébé, vous devez également savoir que fumer pendant la grossesse est associé à un plus grand nombre de fausses couches, de naissances prématurées et de bébés d'un poids insuffisant.

J'espère vous avoir convaincue d'arrêter !

Pour une grossesse en bonne santé, vous devriez aussi limiter votre consommation de caféine à environ 200 milligrammes par jour, ce qui équivaut à deux tasses d'expresso et constitue une quantité qui n'a aucun effet nocif sur la mère ou le bébé.

2.2 La nutrition pendant la grossesse

Pendant la grossesse, la santé de la mère et du bébé commence par la nutrition. Le fœtus reçoit de notre sang les aliments dont il a besoin, il est donc nécessaire que la future maman ait une alimentation saine, variée et équilibrée. Si la mère se nourrit correctement, le bébé recevra tous les nutriments dont il a besoin pour se développer et grandir sainement.

Changements nutritionnels pendant la grossesse

L'alimentation, en dehors de ce que vous aimez et de ce que vous n'aimez pas, varie en fonction de la grossesse. Si vous souffrez de nausées pendant les premiers mois, la nourriture sera votre dernier souci. Mais même dans ce cas essayez avec l'aide de votre médecin de trouver une solution adaptée pour vous et votre bébé en pleine croissance.

Je sais que des milliers de questions sur la façon de vous nourrir pendant la grossesse vous assaillent :

« Est-ce que je peux boire du café ? Est-il possible de manger des sushis ? Et le jambon cru ? » Ne vous inquiétez pas, pendant la grossesse il est normal d'être assaillie par mille doutes sur ce qu'il est possible de manger et de boire.

Tout d'abord, rappelons que les besoins nutritionnels et hygiéniques évoluent au cours de la grossesse en fonction du trimestre dans lequel vous êtes.

Si, au cours du premier trimestre, vous souffrez des nausées gênantes typiques de cette période, il est probable que vous n'aurez pas beaucoup d'appétit et que vous ressentirez une aversion pour certains aliments et certaines odeurs. En cas de nausées, il est souhaitable de prendre de petits repas fréquents, de préférer les aliments secs et, si vous le souhaitez, d'utiliser de petites quantités de gingembre.

Pendant le premier trimestre, mais en général tout au long de votre grossesse, mon conseil est de satisfaire votre appétit sans le forcer, en vous concentrant sur la qualité des aliments que vous consommez plutôt que sur la quantité. **En fin de grossesse**, votre estomac sera comprimé par d'autres organes et vous souffrirez très probablement d'acidité gastrique, vous serez fatiguée et vous aurez probablement peu envie de manger. **Au cours du deuxième trimestre**, qui est sans aucun doute la meilleure période de cette douce attente, vous aurez certainement de l'appétit et mangerez avec ardeur : au cours de ces trois mois, vous risquez de prendre trop de poids, alors faites attention à ne pas « manger pour deux » !

Ce qu'il faut manger et ce qu'il faut éviter

Mais commençons par examiner spécifiquement ce qu'il faut manger et ce qu'il faut éviter pendant cette période très spéciale et complexe de notre vie. Tout d'abord, je dois vous rappeler que pendant la grossesse, il faut absolument éviter le jeûne prolongé et qu'il n'est pas conseillé de sauter des repas. Répartissez plutôt vos besoins quotidiens en trois repas nutritifs mais légères et deux collations, une en milieu de matinée et une en milieu d'après-midi.

Nous avons dit que l'alimentation pendant la grossesse doit être variée, équilibrée et nutritive ; feu vert donc à l'apport de **protéines**, qui peuvent être d'origine animale (viande, poisson) ou végétale (légumineuses, céréales), et qui sont très importantes pour la construction du tissu fœtal.

Attention toutefois, il est préférable d'éviter les poissons riches en mercure, comme le maquereau, l'espadon, et il est également conseillé de limiter la consommation de thon. **Les glucides** seront de préférence complets, sous forme de pâtes, riz, céréales, pain et **fibres** (utiles pour lutter contre la constipation !).

Les fruits et les légumes, de préférence de saison, sont essentiels car ils sont riches en vitamines et minéraux. Ils doivent être soigneusement lavés, avec de l'amukine ou du bicarbonate de soude.

Les produits laitiers (lait pasteurisé, yaourts, parmesan), mais sans exagération. N'oubliez pas qu'en plus de l'acide folique (dont nous avons déjà évoqué l'importance), les besoins en calcium et en fer augmentent pendant la grossesse, et qu'une alimentation variée permet de couvrir les éventuelles carences en ces substances.

Faites attention à ces aliments

Passons maintenant aux aliments à éviter pour une grossesse en bonne santé : tout d'abord, il est bon de réduire la consommation de sucres et de graisses simples, et d'éviter les **aliments** et les boissons faisant partie de ce que l'on appelle la « junk food», c'est-à-dire les **aliments industriels** qui sont généralement transformés artificiellement. Les autres aliments à éviter pendant la grossesse sont : la viande crue ou insuffisamment cuite, le poisson cru, les saucisses, les fromages à pâte molle/semi-molle ou fermentée, les œufs crus, le lait cru ou non pasteurisé.

Conseils aux mères végétariennes

Qu'en est-il des futures mères végétariennes ? Est-il possible d'entreprendre ou de poursuivre un régime végétarien pendant la grossesse ? Oui, c'est possible, avec les précautions nécessaires et sous l'observation permanente d'un professionnel. Par ailleurs, un régime végétalien, c'est-à-dire dans lequel tous les éléments d'origine animale sont éliminés, n'est pas recommandé pendant la grossesse, alors qu'un régime lacté-ovo-végétarien, dans lequel la viande et le poisson sont éliminés, mais pas les produits laitiers et les œufs, semble plus équilibré d'un point de vue nutritionnel.

2.3 Comment apprendre à gérer et à réduire le stress et les inquiétudes pendant la grossesse ?

La grossesse met le corps à rude épreuve, tant sur le plan physique qu'émotionnel, et il est tout à fait normal d'éprouver de l'anxiété et des inquiétudes pendant cette période. Les neuf mois d'attente sont uniques et excitants, mais en raison des bouleversements physiques et hormonaux, vous pouvez vous sentir plus fatiguée et stressée que d'habitude. De nombreuses inquiétudes peuvent envahir votre esprit : la santé du bébé, le moment de l'accouchement, votre relation avec votre partenaire.

Tout cela est parfaitement normal. En effet, toute grossesse est une inconnue. Attention, toutefois, car un niveau excessif de stress a des effets négatifs sur le corps et l'esprit, et peut même affecter le développement de l'enfant : il semble que le cortisol, l'hormone du stress, soit capable de traverser le placenta, et l'exposition du fœtus à des niveaux élevés de cortisol pendant la gestation est un facteur de risque possible pour le développement de problèmes ultérieurs. En bref, le stress et l'anxiété doivent être maîtrisés pendant la grossesse!

N'oubliez pas que le fœtus ressent toutes les émotions de la mère : on sait que le lien profond entre la mère et l'enfant est forgé bien avant la naissance, et ce qui se passe pendant les neuf mois de gestation est crucial pour le développement de l'enfant. Le fœtus ressent des émotions telles que la colère, la peur et l'affection, et il est apaisé lorsque la mère est détendue ; au contraire, il semble que le stress maternel puisse avoir un effet négatif sur son système nerveux. Une façon de créer un lien toujours plus intense avec le bébé dans votre ventre est de chanter, pourquoi pas une berceuse ! Votre voix aura un effet bénéfique sur lui, le calmera et le fera se sentir protégé et réconforté.

Il existe de nombreuses façons de gérer le stress. Je vous en propose quelques-unes que j'ai trouvées particulièrement efficaces lorsque j'étais enceinte :

Parlez : partagez vos inquiétudes avec votre famille, vos amis et votre médecin. Ils vous aideront à voir la réalité sous le bon angle. De même, si vous vous sentez particulièrement fatiguée et inquiète, ne vous isolez pas, mais acceptez leur aide et leur soutien. Et n'oubliez pas de parler au bébé que vous portez dans votre ventre : la voix est un élément important du système de communication entre la mère et l'enfant à naître ; à travers la voix, en effet, une interaction très intime et privée se crée entre vous.

Prenez du temps pour vous : lisez un livre, regardez un film, écoutez de la musique relaxante ; profitez de ces moments pour vous détendre et concentrer votre attention sur vous. La musique, en particulier, est un outil très efficace pour réduire le stress et l'anxiété chez la future maman : lorsque vous écoutez une musique que vous aimez, votre système nerveux stimule la production d'endorphines, qui procurent une sensation de détente et de sérénité, et le bébé, qui ressent les émotions de sa mère, bénéficiera également de votre bien-être.

En outre, des études récentes confirment que l'écoute de musique dans le ventre de la mère a des effets bénéfiques à long terme sur le cerveau du bébé. Il est important que la musique que vous écoutez ne soit pas trop forte et qu'elle soit relaxante ; la musique classique est particulièrement recommandée, et parmi les compositeurs à privilégier figurent Mozart et Vivaldi.

Faites de l'activité physique et/ou de la méditation : l'activité physique aide à réduire le taux de cortisol et à se détendre (nous y reviendrons plus en détail dans la section suivante). Vous avez envie de découvrir la méditation ? La grossesse est un moment idéal pour aborder cette pratique. La méditation peut être très utile pour contrer le stress et les sautes d'humeur typiques de cette période, et pour transmettre sérénité et amour au bébé que vous portez.

Faites une promenade au grand air : cela peut sembler un conseil banal, mais la lumière du soleil et le contact avec la nature sont bons pour l'humeur, alors si vous vous sentez triste et inquiète, faites une belle promenade au grand air !

Évidemment, dans ce paragraphe, nous faisons référence à des problèmes mineurs : si vous vous sentez submergée par l'anxiété et les inquiétudes, oubliez ces petits remèdes et abordez le problème avec l'aide d'un spécialiste.

2.4. Le rôle du futur père

La phase de gestation est une période unique et délicate dans la vie d'une femme, qui nécessite une attention particulière que votre partenaire ne devrait jamais manquer de vous fournir. Il doit être capable de comprendre et de supporter vos sautes d'humeur, de vous soutenir et de faire preuve de solidarité avec vous, peut-être en arrêtant de fumer ou en abandonnant l'alcool.

Au cours de ces neuf mois, la femme commence à entrer en symbiose avec le bébé qu'elle porte, et le partenaire peut se sentir exclu et réagir en prenant ses distances. Il s'agit là d'une dynamique tout à fait normale, car quel que soit le degré de participation et d'implication d'un homme, il ne pourra jamais vivre ce moment de la même manière que la future maman. En bref, il n'est pas du tout facile pour un couple de maintenir l'équilibre pendant cette période si particulière. Alors, que faire ?

 Dans ce cas, la communication est essentielle : impliquez votre partenaire, parlez-lui de vos doutes et de vos inquiétudes, informez-le si vous avez peur de ne plus être séduisante à ses yeux et, surtout, aidez-le à créer un lien avec son futur enfant. Faites-lui sentir ses coups de pied, laissez-le vous accompagner lors des contrôles et des échographies et, le moment venu, impliquez-le dans les cours prénataux. Vous verrez qu'en suivant ces étapes, vous ne vous sentirez pas éloignés et vous pourrez affronter cet incroyable voyage ensemble et en harmonie.

2.5 Activité physique pendant la grossesse

Si votre grossesse n'est pas à risque et qu'elle se déroule sans inconfort particulier, votre corps peut certainement bénéficier d'un exercice léger et de faible intensité. La grossesse est une période très délicate, alors oui au sport, mais veillez à ne jamais forcer votre corps et à respecter les signaux qu'il vous envoie. Si un exercice vous semble trop éprouvant, ou si vous vous sentez fatiguée, suspendez l'activité jusqu'à ce que vous vous sentiez mieux. Le mot d'ordre doit être : prudence et modération.

Certains types d'exercices sont à éviter pendant la grossesse, comme les sports de contact (boxe, judo) et les sports présentant un risque de chute (équitation, ski, patinage) et de choc (basket-ball, football). Mais d'une manière générale, si tout se passe sans complications, l'activité physique de faible intensité apporte de nombreux bénéfices : elle prévient le surpoids, améliore le tonus musculaire, augmente le flux sanguin vers le placenta, réduit le risque de diabète gestationnel et de prééclampsie, et, comme nous l'avons déjà vu, améliore l'humeur de la future maman !

Parmi les activités que l'on peut faire pendant la grossesse, j'en ai choisi trois qui sont particulièrement adaptées et agréables à pratiquer :

La marche : la marche est le meilleur moyen de rester en forme sans risque pendant la grossesse et c'est sans aucun doute l'une des activités motrices les plus appropriées à pratiquer avec un baby bump. C'est un très bon exercice qui renforce les jambes et le système cardiovasculaire et brûle des calories. Si vous faites généralement peu d'exercice, il vous suffira de 20 minutes trois fois par semaine pour en voir les bénéfices. N'oubliez pas de toujours garder un rythme doux et calme, afin de ne pas gêner votre respiration, et de choisir un chemin plat et peu accidenté.

Pilates : le Pilates est la forme d'exercice idéale pour rendre la grossesse et l'accouchement plus agréables. Si vous avez décidé de suivre un cours de Pilates, je vous recommande de contacter des spécialistes qualifiés et compétents qui ont de l'expérience dans les cours pour femmes enceintes. Cette discipline présente de nombreux avantages : elle améliore l'équilibre, la circulation, la concentration et facilite la relaxation ; elle permet également de développer une relation particulière avec son corps (ce qui est crucial pendant la grossesse et l'accouchement).

En outre, elle donne d'excellents résultats en matière de tonus musculaire, ce qui est très utile pendant la grossesse, également parce que l'un des principes du Pilates est précisément le **renforcement du plancher pelvien**, c'est-à-dire l'ensemble des muscles qui soutiennent les organes pelviens, et qui pendant la grossesse et l'accouchement sont soumis à un stress particulier.

Grâce à des exercices, cette discipline vous aide également à maintenir la force de vos muscles pelviens pour éviter des problèmes gênants comme l'incontinence urinaire.

Le yoga : cette discipline ancestrale est particulièrement adaptée aux femmes enceintes, auxquelles elle procure de nombreux bienfaits. Si vous souhaitez aborder le yoga, sachez qu'il existe des cours de « yoga prénatal » spécifiques pour les femmes enceintes. Le yoga est une pratique qui fait travailler l'ensemble du corps, rend les muscles plus toniques et plus élastiques, et permet également de se détendre et de s'imprégner de sérénité.

Il se concentre aussi beaucoup sur la respiration, en vous enseignant différentes techniques qui, pendant l'accouchement, vous aideront à gérer le stress et à contrôler la douleur. Le yoga peut également vous être d'un grand secours pendant la période postnatale lorsque, grâce au contrôle de la respiration, sa pratique vous soulagera du stress et vous aidera à faire le vide dans votre esprit.

2.6. Problèmes courants pendant la grossesse et symptômes à ne pas négliger

Pendant la grossesse, le corps subit d'innombrables changements, souvent accompagnés de malaises et d'inconforts. Les maux sont variables tout au long des quarante semaines. Ils peuvent parfois disparaître pendant un certain temps puis réapparaître ; nous pouvons dire à ce stade que chaque trimestre apporte avec lui des « effets secondaires » particuliers que nous allons découvrir.

Il ne faut pas s'alarmer de la moindre gêne, mais il ne faut pas non plus la négliger, car elle peut être le signe d'un problème plus grave. Surtout lors de la première grossesse, il est difficile de savoir s'il s'agit de quelque chose de normal ou si vous devez vous rendre chez le gynécologue pour un contrôle. Dans tous les cas, faites confiance à votre instinct, et si vous avez le sentiment que quelque chose ne va pas, parlez-en à votre médecin.

En bref, soyez prudente mais sans alarmisme et anxiété excessifs, qui vous empêcheraient de profiter de cette période extraordinaire de votre vie. Pour vous rassurer, je vous rappelle encore une fois que cette douce attente est un état absolument naturel, et que la majorité des femmes vivent une grossesse saine sans complications particulières.

J'ai préparé pour vous une liste des symptômes les plus courants pendant la grossesse, que beaucoup d'entre nous ressentent mais qui ne doivent pas susciter d'inquiétude particulière. Je vous indiquerai également quand ces symptômes peuvent être le signe de quelque chose de plus grave, et que vous devez donc y prêter davantage attention et alerter votre médecin.

Nausées : les nausées sont souvent l'un des premiers symptômes de la grossesse et touchent plus de 60 % des femmes. Ce malaise se produit principalement le matin, mais peut accompagner différents moments de la journée (moi, par exemple, je l'avais en fin d'après-midi !) ; la cause de ce malaise courant n'est pas encore tout à fait claire, mais on pense qu'il s'agit d'un problème lié aux changements hormonaux.

Les nausées sont un trouble gênant mais non inquiétant,

typique du premier trimestre : elles tendent généralement à disparaître vers la 14e semaine de grossesse. Les vomissements sont également un symptôme tout à fait normal dans les premiers mois de la grossesse, mais s'ils sont très fréquents et s'accompagnent d'une déshydratation et d'une perte de poids, ils peuvent être le signe d'une affection connue sous le nom d'**hyperémiés gravidique**, qui est potentiellement dangereuse et nécessite un repos absolu et, dans certains cas, une hospitalisation.

Perte de sang : les saignements n'indiquent pas toujours que quelque chose ne va pas. En fait, à certains moments de la grossesse, ils sont considérés comme normaux. Quelques semaines après la conception, des pertes brunes, appelées **« pertes d'implantation »,** peuvent survenir. Il est également possible de subir des pertes inoffensives à peu près au moment où vos règles auraient dû arriver, ce que l'on appelle des « fausses règles ».

Cependant, lorsque les saignements, surtout au cours du premier trimestre, sont très abondants et accompagnés de douleurs abdominales sévères, il faut immédiatement prévenir le médecin, car il peut s'agir d'une menace de fausse couche ou de grossesse extra-utérine. Au cours des deuxième et troisième trimestres, les saignements peuvent indiquer la présence d'un placenta prævia ou d'un décollement placentaire. Dans ce cas également, un examen médical rapide est nécessaire.

Constipation : la constipation est un autre problème très courant pendant la grossesse. Elle peut survenir dès les premières semaines et est due au fait que la progestérone détend les muscles de l'intestin, qui devient « paresseux » et peut rester bloqué pendant plusieurs jours. La constipation peut malheureusement aussi favoriser l'apparition d'un autre trouble typique de la grossesse, les hémorroïdes. Pour tenter de remédier à ces problèmes gênants, mais le plus souvent inoffensifs, il est conseillé de boire au moins deux litres d'eau par jour, et d'enrichir l'alimentation avec des aliments qui stimulent les fonctions intestinales, comme les fruits (en particulier les kiwis et les pruneaux), les légumes et les fibres. N'oubliez pas de demander conseil à votre médecin avant de prendre tout type de laxatif !

Besoin fréquent d'uriner : cet inconfort gênant commence au premier trimestre, mais sachez que le besoin d'uriner continuera à augmenter tout au long de la grossesse, car l'utérus grossit et exerce une pression de plus en plus forte sur la vessie ; outre le poids de l'utérus, la progestérone contribue également à l'envie d'uriner. Pour tenter d'enrayer ce trouble, il est utile de commencer à pratiquer une gymnastique spécifique pour renforcer le plancher pelvien.

Attention, si l'envie de faire pipi est également accompagnée de brûlures, il peut s'agir d'une infection urinaire, un problème extrêmement fréquent pendant la grossesse. Si c'est le cas, votre médecin vous prescrira une analyse d'urine et une culture d'urine (examens qui devraient de toute façon être effectués tous les trimestres).

Une augmentation de la quantité d'urine produite, ainsi que des infections fréquentes et d'autres symptômes tels qu'une soif injustifiée et une grande fatigue, pourraient être le signe d'un **diabète gestationnel**, un trouble qui touche environ 5 % des femmes enceintes et qui, s'il n'est pas contrôlé, peut être dangereux pour la mère et le bébé. Les femmes en surpoids, âgées de plus de 35 ans et ayant des antécédents familiaux de diabète sont plus exposées au risque de contracter un diabète gestationnel. Il ne faut cependant pas s'alarmer, car la plupart des femmes atteintes de diabète gestationnel ont une grossesse normale et des enfants en bonne santé ; il suffira de suivre scrupuleusement le traitement et le régime alimentaire recommandés par votre médecin pour le maîtriser.

Brûlures d'estomac : cette sensation désagréable est due aux hormones qui détendent les valves qui empêchent généralement l'écoulement des sucs gastriques vers le haut, et ralentissent les contractions des muscles du système digestif ; en outre, vers la fin de la grossesse, l'utérus exerce une pression vers le haut sur l'estomac.

Pour enrayer ce trouble, essayez de ne pas vous allonger immédiatement après les repas, évitez les aliments frits, épicés et les agrumes, et essayez de manger aussi lentement que possible. Si toutes ces mesures ne suffisent pas, demandez à votre médecin s'il juge opportun de vous prescrire un antiacide.

À propos, connaissez-vous la croyance populaire selon laquelle les brûlures d'estomac pendant la grossesse sont liées à la quantité de cheveux du fœtus ? En fait, on dit que si vous souffrez de brûlures d'estomac pendant la grossesse, vous donnerez naissance à un bébé « chevelu »... dans mon cas, c'est exactement ce qui s'est passé !

Le mal de dos : ce mal touche très souvent les futures mamans à partir du quatrième mois ; au fur et à mesure de votre grossesse, vous serez de plus en plus exposée au mal de dos, en raison du poids de votre ventre qui oblige la colonne vertébrale à adopter une posture différente de la normale. Essayez de contrôler votre posture et de ne pas trop cambrer votre dos (même si cela vous vient naturellement pour mieux garder l'équilibre), évitez de rester debout trop longtemps et évitez de porter des talons hauts et fins. Si la douleur est très intense, vous pouvez consulter un physiothérapeute spécialisé pour les femmes enceintes.

Jambes, mains et pieds gonflés : pendant la grossesse, la rétention d'eau, causée par l'accumulation de liquide dans les cellules, est assez fréquente. Dans la plupart des cas, il s'agit d'un inconfort gênant mais sans gravité, qui peut être atténué en buvant beaucoup, en s'habillant confortablement (évitez les vêtements serrés et les chaussures à talons hauts !) et en gardant les jambes surélevées autant que possible.

Cependant, au cours de la grossesse, une maladie appelée **prééclampsie ou gestose** peut se développer, qui se caractérise précisément par un gonflement généralisé. Par conséquent si, et surtout à partir de la 20e semaine de grossesse, vous remarquez des gonflements, notamment au niveau des mains et des chevilles, accompagnés de maux de tête persistants, d'hypertension et de protéines dans les urines, vous devez immédiatement en parler à votre médecin.

En fait, la gestose est un trouble assez grave qu'il ne faut pas sous-estimer, car elle peut évoluer vers une éclampsie totale et causer de graves dommages à la mère et au bébé. En cas de gestose, le repos au lit et parfois l'hospitalisation, associés à un traitement médicamenteux, sont nécessaires. La seule véritable thérapie décisive, cependant, est l'accouchement : généralement, si la grossesse a plus de 34 semaines, on procède à l'accouchement. La bonne nouvelle est qu'après l'accouchement, on se remet généralement complètement de cette maladie.

D'autres plaintes typiques de la grossesse, qui ne suscitent généralement pas d'inquiétude particulière, peuvent être des démangeaisons généralisées, des sciatiques, des maux de tête, une grande fatigue, des insomnies et des sautes d'humeur (nous en avons déjà parlé, vous vous souvenez ?).

2.7. Examens et vaccins pendant la grossesse

Nous avons déjà consacré un paragraphe aux examens qu'il est conseillé d'effectuer avant d'entamer une grossesse ; voyons maintenant les examens à effectuer pendant la grossesse. Sachez que, heureusement, le système de santé français est l'un des meilleurs pour les femmes enceintes : les soins de base et les examens médicaux liés à la grossesse et à l'accouchement en France sont remboursés à 100 % par la sécurité sociale, du début de la grossesse jusqu'à 12 jours après l'accouchement. Cela comprend, par exemple, les visites prénatales obligatoires, les séances de préparation à l'accouchement et les examens cliniques.

Les deux premières échographies réalisées avant la fin du cinquième mois ne sont remboursées qu'à 70 %.

Dans le cas d'un accouchement à domicile, le tarif est fixé à 349,70 euros, qui seront remboursés par la sécurité sociale. La sage-femme qui assiste à l'accouchement peut facturer un supplément. En général, la plupart des frais sont remboursés par les mutuelles.

Si l'accouchement a lieu dans une clinique privée affiliée, des frais supplémentaires peuvent s'appliquer, mais même dans ce cas, ils sont remboursés par l'assurance maladie. Si la clinique n'est pas affiliée, les coûts varient en fonction du lieu, du type d'accouchement et du médecin choisi, mais même dans ce cas, une bonne assurance maladie pourra couvrir la plupart des frais.

Gynécologue ou sage-femme ?

En France, pendant une grossesse, il n'est pas obligatoire de consulter un gynécologue, sauf si votre état de santé présente un risque. De nombreuses femmes ont recours aux services d'une sage-femme qui s'occupe de tous les soins, des examens pendant et après la grossesse, et de l'accouchement.

Il n'est pas toujours facile de trouver un gynécologue en France, car de nombreux domaines manquent de spécialistes. C'est l'une des raisons pour lesquelles de nombreuses futures mamans se tournent vers les sage-femmes.

Pour trouver le spécialiste qui vous convient, n'hésitez pas à demander conseil à vos amies et à vos proches. Dans ce cas, le bouche à oreille est également un outil efficace.

Premier trimestre : vous avez probablement découvert que vous étiez enceinte grâce à un simple test urinaire qui mesure le taux de **bêta-hCG**, une hormone généralement associée à la grossesse. Un test sanguin, considéré comme plus sensible pour détecter cette hormone qu'un test urinaire, est ensuite effectué pour confirmer le résultat.

C'est à ce moment-là que vous devez passer votre premier examen gynéco-obstétrique, au cours duquel votre dossier médical sera ouvert et que vous apprendrez votre âge gestationnel et la date prévue de l'accouchement (calculée à partir de vos dernières règles). Lors de cette visite, votre poids sera contrôlé et votre tension artérielle mesurée (des paramètres à surveiller tout au long de votre grossesse !).

En outre, le gynécologue (ou la sage-femme) prescrira un bilan sanguin complet et une analyse d'urine (ces tests doivent être répétés tous les trimestres). Veillez à bien choisir le professionnel qui vous accompagnera sur ce chemin. Il est essentiel que vous vous sentiez à l'aise lors des visites et qu'une relation de confiance et de dialogue s'établisse entre vous.

En l'absence de complications, les visites chez votre gynécologue seront programmées tous les mois ou un peu plus fréquemment. Au cours du premier trimestre, entre la sixième et la dixième semaine de grossesse, vous passerez la première des trois échographies de routine, appelée **échographie de datation,** qui permet de dater la grossesse, de vérifier les battements du cœur, de vérifier si l'embryon s'est implanté correctement et de déterminer si la grossesse est unique ou gémellaire.

Cette échographie ne doit pas être confondue avec la **clarté nucale**, un examen qui est réalisé entre la 10e et la 14e semaine et qui permet de déterminer d'éventuelles malformations en observant une petite zone située dans la région cervicale du fœtus. Cette échographie est généralement associée à un test de dépistage non invasif appelé **Bi-test** : il s'agit d'une prise de sang qui permet de calculer le risque pour le fœtus d'être porteur d'anomalies chromosomiques.

Au cours des trois premiers mois de la grossesse, il est également important de faire un test sanguin (à répéter plus tard au cours de la 28e semaine) appelé **test de Coombs indirect,** qui est effectué pour évaluer si le corps de la mère produit des anticorps capables de détruire les globules rouges du fœtus. En général, ce type de problème n'est pas présent lors de la première grossesse, mais peut survenir lors des suivantes.

Deuxième trimestre : au cours de cette période, il est nécessaire de répéter les analyses de sang et d'urine de routine, et de continuer à surveiller le poids et la tension artérielle. Au cours du deuxième trimestre vient le moment tant attendu de l'**échographie morphologique**, la deuxième échographie obligatoire et gratuite. L'échographie morphologique est la plus importante de toute la grossesse, car elle permet d'évaluer l'état du fœtus et le développement de ses organes, ainsi que de connaître le sexe du bébé.

Entre 15 et 18 semaines de grossesse, il est possible de réaliser une **amniocentèse**. Il s'agit d'un test de diagnostic prénatal invasif permettant de diagnostiquer d'éventuelles anomalies chez le fœtus. Un autre test invasif est le **prélèvement de villosités choriales,** qui est effectué vers 12 semaines. Bien évidemment, ces examens, qui sont généralement proposés aux femmes de plus de 35 ans, ne sont pas obligatoires et doivent être bien évalués avec son gynécologue, car ils ne sont pas totalement sans risque.

Ces dernières années, des tests très fiables et non invasifs ont été développés et constituent une bonne alternative à l'amniocentèse et à la villocentèse. Il s'agit de **Prénatal**

Safe, un test de dépistage prénatal qui permet, à partir d'un simple échantillon de sang, d'analyser l'ADN fœtal libre présent dans le sang maternel pour évaluer la présence d'anomalies chromosomiques. Cet examen peut être réalisé à partir de la dixième semaine de grossesse.

Troisième trimestre : la dernière échographie de routine, également appelée **échographie de croissance**, est réalisée entre la 30e et la 34e semaine et permet d'évaluer la croissance du fœtus et son bien-être général. À cette occasion, le poids et la taille du bébé peuvent être estimés et le placenta et le liquide amniotique sont vérifiés.

Au cours du troisième trimestre, vous effectuerez à nouveau des analyses de sang et d'urine. En outre, vous devrez effectuer un **prélèvement vaginal/rectal** (vers 36 semaines) pour détecter le streptocoque du groupe B, une bactérie potentiellement dangereuse pour l'enfant à naître qui peut également être transmise au fœtus pendant l'accouchement. Si l'écouvillonnage est positif, vous recevrez des antibiotiques par voie intraveineuse.

Enfin, si vous avez plus de 35 ans, si vous êtes en surpoids ou si vous avez des antécédents familiaux de diabète, entre le deuxième et le troisième trimestre, votre gynécologue vous prescrira probablement un test appelé **courbe de glycémie**, destiné à diagnostiquer le diabète gestationnel.

N'oubliez pas que si vous envisagez de demander une anesthésie péridurale pendant le travail, c'est au troisième trimestre que vous devrez passer un examen anesthésiologique préalable avec un anesthésiste, auquel vous apporterez les dernières analyses de sang et d'urine et un électrocardiogramme récent. Ces examens lui permettront d'évaluer votre état de santé et de mettre en évidence d'éventuels problèmes ou contre-indications à l'administration de la péridurale.

En ce qui concerne les vaccins, il existe actuellement **deux vaccins recommandés pendant la grossesse :**

Le premier est le vaccin contre la coqueluche, qui permet de s'assurer que l'enfant à naître est couvert contre la coqueluche, qui est très dangereuse si elle est contractée par un nourrisson. Ce vaccin est généralement administré vers la 28e semaine, pour permettre à la future maman de produire suffisamment d'anticorps et de les faire passer dans le placenta. Le deuxième vaccin recommandé est celui contre la grippe, qui protégera votre bébé de la grippe pendant les premiers mois de sa vie. Il est évident que le vaccin contre la grippe sera administré si la grossesse couvre la période la plus appropriée pour cette vaccination.

CHAPITRE 3
Ce que vous pouvez attendre de chaque trimestre

Comme vous le savez certainement, une grossesse dure environ neuf mois : **40 semaines** pleines d'excitation et de changements, à compter du premier jour de vos dernières règles. Si vos règles n'arrivent pas, c'est le premier signe que vous pourriez être enceinte, et comme nous l'avons vu, pour en avoir le cœur net, il faut faire un test de grossesse à domicile, dont le résultat sera ensuite confirmé par une prise de sang.

Quarante semaines, c'est la durée normale d'une gestation. Mais la grossesse est définie comme étant à terme dès la fin de la 37e semaine, après quoi « tout est ok » pour la naissance.

En fait, seules quelques femmes accouchent pile à la date prévue. Les accouchements entre 37 et 41 semaines sont normaux, et lorsque la période de gestation est plus courte, on parle de naissance prématurée. Lorsque, en revanche, la grossesse se prolonge au-delà de 41 semaines, le gynécologue regarde s'il convient de provoquer l'accouchement ou de pratiquer une césarienne.

La grossesse est généralement divisée en trois phases, appelées trimestres :

- Le premier trimestre va du premier jour du dernier cycle à la fin de la 12e semaine ;
- Le deuxième trimestre s'étend de 13 à 27 semaines ;

- Le troisième trimestre s'étend de la 28e semaine à la fin de la grossesse.

3.1 Premier trimestre

Les trois premiers mois sont les plus importants et les plus délicats pour le bon déroulement de la grossesse, car ils sont caractérisés par un risque élevé de fausse couche. Cela ne veut pas dire que vous devez vivre cette phase dans l'anxiété et le stress, mais je vous recommande d'agir avec prudence et sens des responsabilités.

Pendant cette période, votre apparence extérieure ne change pas beaucoup, mais à l'intérieur de votre corps, de nombreuses choses se passent, notamment des changements hormonaux, et vous commencerez très probablement à ressentir les premiers désagréments. Outre les fameuses nausées, vous pouvez ressentir des maux de tête, avoir des seins douloureux et avoir besoin d'uriner plus souvent.

En outre, vous risquez de vous sentir fatiguée et confuse : c'est normal, votre corps travaille beaucoup et a besoin de repos !

Au cours du premier trimestre, comme nous l'avons déjà vu, la future maman doit effectuer la première des trois échographies de routine, celle dites de « datation », au cours de laquelle on évalue la bonne implantation, le rythme cardiaque et le nombre d'embryons. Pendant cette période, la clarté nucale et le bi-test peuvent être réalisés (mais ne sont pas obligatoires).

Au début de la grossesse, votre bébé est un ensemble de cellules qui s'implantent dans l'utérus. Au cours du premier trimestre, il va franchir de grandes étapes dans son développement : pensez qu'à neuf semaines, son cœur est déjà presque entièrement développé et bat environ 170 fois par minute !

À la fin de la 12e semaine, le placenta s'est développé et les organes du bébé sont presque entièrement formés et en pleine croissance, tout comme les membres, les os et les muscles. Les organes génitaux commencent également à se former pendant cette période. À la fin du premier trimestre, les traits du visage de votre bébé sont bien marqués, il mesure environ 6/7 centimètres (comme une prune ou un citron !) et pèse 15-20 grammes.

N'oubliez pas qu'au moins pendant le premier trimestre, vous devez prendre de l'acide folique, une vitamine B essentielle pour prévenir certaines malformations, comme le spina bifida.

Quand le ventre commence-t-il à se montrer ? À partir du troisième mois, les premiers signes de gonflement peuvent être visibles, mais la croissance du ventre dépend de nombreux facteurs, comme la conformation physique de la mère et son tonus musculaire. Il est évident que le ventre d'une mère qui attend des jumeaux sera visible plus tôt que celui d'une femme qui n'attend qu'un enfant. En ce qui concerne le poids, à la fin du premier trimestre, vous pèserez 1 ou 2 kilos de plus qu'au moment de la conception.

3.2 Deuxième trimestre

La plupart des femmes trouvent cette phase de la grossesse plus facile que la première car, au cours de cette période, de nombreux maux et effets désagréables du premier trimestre ont tendance à disparaître, tandis que le poids du ventre est encore contenu. En outre, la période considérée comme la plus risquée est terminée, et il est temps d'annoncer l'heureuse nouvelle à la famille et aux amis et de commencer à profiter davantage de la douce attente. Vous vous sentirez probablement plus énergique et active, et les nausées tant détestées diminueront ou disparaîtront complètement.

Pendant ce temps, votre corps continue de changer pour faire de la place au bébé : votre utérus grandit et exerce une pression sur votre vessie, ce qui augmente votre besoin d'uriner, et vous pouvez commencer à souffrir de douleurs dorsales. En outre, la peau autour des mamelons peut s'assombrir et une « linea nigra », une ligne sombre allant du pubis au nombril, peut apparaître.

À partir du quatrième/cinquième mois, votre ventre commence à devenir vraiment visible et à prendre la forme classique d'un ventre de femme enceinte ; à ce moment-là, la prise de poids commence à devenir substantielle et se fera désormais au rythme d'environ un demi-kilo par semaine. C'est le bon moment pour faire du shopping et commencer à acheter des vêtements de maternité ! Vers la 20e semaine, arrive le moment de la deuxième échographie de routine, la très importante « échographie morphologique », au cours de laquelle vous pourrez observer la croissance du bébé et, selon toute probabilité, savoir si c'est un garçon ou une fille.

Comme nous l'avons déjà vu, au cours du deuxième trimestre, vous avez la possibilité, si vous le souhaitez et si votre gynécologue le juge nécessaire, de pratiquer une amniocentèse. Alternativement, à partir de la dixième semaine, vous pouvez effectuer le Prénatal Safe, un examen prénatal non invasif.

Pendant ce temps, le bébé grandit vite, il est maintenant complètement formé et réagit à toute une série de stimuli tels que le toucher, la lumière et le son. Parlez-lui, il perçoit les émotions que vous lui communiquez, il est capable d'entendre votre voix, même si elle est étouffée, les battements de votre cœur et même les bruits de votre estomac !

Ses organes sont maintenant formés, et son cerveau et ses poumons se développent rapidement et régulièrement, mais ils ne sont pas encore « matures » et le bébé a besoin de quelques mois de plus dans votre ventre pour bien grandir ; à 16 semaines, il bâille et peut sucer son pouce.

Au sixième mois, ses paupières s'ouvrent et se ferment et il commence à faire ses premiers mouvements respiratoires. Maintenant, son petit cœur bat un peu plus lentement qu'avant, environ 140 fois par minute.

Au cours du deuxième trimestre, chaque moment est bon pour commencer à sentir ses mouvements : il bouge beaucoup, mais ses mouvements sont légers et, au début, vous aurez du mal à les percevoir et à les reconnaître comme tels.

Vous pouvez avoir l'impression qu'il y a des bulles dans votre ventre, ou un scintillement, ou vous pouvez penser qu'il s'agit de vos selles.

Au fur et à mesure que la grossesse se poursuit, ses mouvements deviennent plus évidents et reconnaissables et ressemblent à des coups de pied.

3.3 Troisième trimestre

Vous êtes enfin arrivés à la dernière étape de ce voyage extraordinaire !

L'anxiété liée à l'accouchement imminent exacerbe probablement vos insomnies à ce moment-là, comme si le mal de dos et le ventre volumineux ne suffisaient pas à vous empêcher de trouver une position confortable pour dormir !

Sur le plan physique, les symptômes du troisième trimestre sont nombreux : vous souffrirez peut-être de maux de dos et d'une inflammation du nerf sciatique, de brûlures d'estomac et d'hémorroïdes ; la fatigue se fera également sentir de manière envahissante, il est donc préférable de se reposer le plus possible, compte tenu également des efforts qui vous attendent après l'accouchement...

À ce stade de la gestation, le ventre atteint une taille importante, et au cours des dernières semaines, vous pourrez remarquer un léger relâchement du ventre, car votre bébé se met en position pour naître. En parlant de position, plus ou moins au cours du huitième mois, vous pouvez ressentir un mouvement plus intense et décisif que les autres : cela signifie que le bébé, a fait une sorte de saut périlleux et s'est retourné pour se mettre dans la position qui lui permettra de naître. S'il ne se retourne pas dans la bonne position, il se retrouvera en position dite « de culasse ».

Cependant, des manœuvres peuvent être effectuées pour le stimuler à se retourner : votre gynécologue vous indiquera la marche à suivre si cela se produit.

Pendant cette période, des **contractions** dites de **Braxton-**

Hicks peuvent apparaître. Ce sont de « fausses contractions » indolores, pendant lesquelles le ventre se tend et se durcit pendant quelques secondes. C'est le trimestre de « l'échographie de croissance », la troisième échographie de routine, au cours de laquelle l'état du placenta et du liquide amniotique est également vérifié. Dans la période précédant l'accouchement, on procède également à un **monitoring**, c'est-à-dire à un contrôle des battements de cœur du bébé, pour vérifier qu'il n'est pas en détresse et surveiller son état de santé.

Pendant ce temps, l'enfant s'occupe principalement d'achever le développement et le fonctionnement de ses organes pour les rendre aptes à vivre en dehors de l'utérus. Il alterne les phases de sommeil et d'éveil, est capable de rêver et écoute avec plaisir la voix de papa et maman. En moyenne, à 40 semaines, il pèse environ 3 kilos pour 50 centimètres, et ressemble à ce qu'il sera à la naissance.

Au cours du troisième trimestre, il est temps de commencer à penser à l'accouchement, par exemple en suivant un cours de préparation (nous y reviendrons plus tard). Dans cette phase, vous sentirez grandir en vous ce que l'on appelle « l'instinct de nidification », caractéristique de tous les mammifères, qui vous poussera à préparer l'environnement et à rendre la maison accueillante pour l'arrivée du bébé : vous vous surprendrez à laver, nettoyer, préparer tout ce qui peut être utile une fois rentrée à la maison avec votre bébé.

Au fait, n'oubliez pas de préparer aussi votre sac en vue de l'accouchement... mais nous en parlerons dans le prochain chapitre.
 Maintenant tout est vraiment prêt... encore un peu de patience et vous pourrez tenir votre enfant dans vos bras !

Vous avez presque atteint la fin de la période de gestation et je suis sûre que vous vous demandez : « Serai-je capable de reconnaître les bonnes contractions ? » Je peux vous rassurer en vous disant que oui, vous les reconnaîtrez ; je peux également affirmer avec une bonne dose de confiance que vous n'arriverez pas trop tard à l'hôpital, car l'accouchement d'une primipare n'est généralement pas un événement très rapide.

Êtes-vous prête ? Passons à la deuxième partie de notre manuel, dans laquelle nous aborderons tout ce qui concerne l'accouchement.

Deuxième partie
Accouchement : à quoi s'attendre, comment y faire face

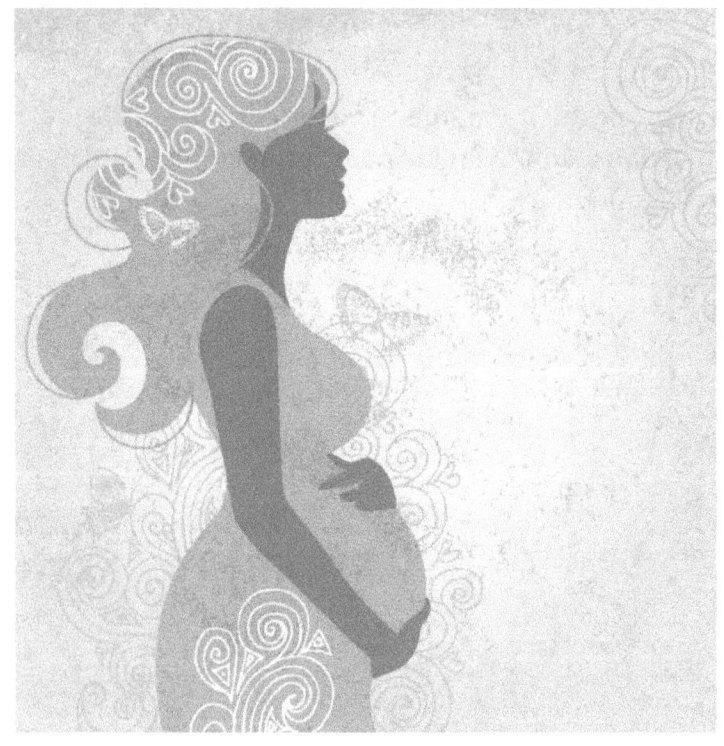

CHAPITRE 1
Préparations

D ans la première partie de ce livre, nous avons abordé tous les aspects du temps de la grossesse : le mode de vie à suivre, les examens à effectuer, les affections possibles, le rôle du futur père et le développement du bébé pendant les neuf mois.

L'un des jours les plus importants de votre vie approche et il est temps de passer en revue tous les aspects pratiques de l'accouchement, en commençant par le cours de préparation à l'accouchement, en passant par la préparation de votre valise pour l'hôpital et en terminant par l'accouchement proprement dit.

1.1 Comment gérer la peur de l'accouchement (le cours préparatoire et les techniques de relaxation et de respiration)

La peur de l'accouchement est un sentiment commun à la plupart des femmes, et elle s'accentue à l'approche du jour J. Je voudrais vous rassurer tout de suite en vous disant que c'est un sentiment tout à fait normal ; après tout, donner la vie est quelque chose d'inconnu, surtout dans le cas d'une première naissance, quand on ne sait pas ce qui nous attend. Le premier conseil que j'aimerais vous donner est de ne pas vous laisser influencer par les histoires « horribles » et les expériences des amis et des parents, et de vous concentrer sur vous-même et sur le bébé qui va arriver.

Pour maîtriser vos peurs, vous pouvez mettre en œuvre quelques astuces qui vous aideront sûrement :

- Dans un premier temps, choisissez un hôpital ou une clinique qui répond à vos besoins et un gynécologue prêt à vous écouter et à résoudre vos doutes ;
- Prenez conscience que l'accouchement sera certainement douloureux, mais que la douleur peut être prise en charge, et que vous avez droit à une anesthésie péridurale si vous le souhaitez ;
- Entourez-vous de personnes positives et de vos proches, et partagez vos angoisses et vos craintes avec eux : vos inquiétudes seront apaisées et vous vous sentirez immédiatement mieux ;
- Suivez un bon cours préparatoire, où les sage-femmes vous apprendront notamment des techniques de respiration pour contrôler la douleur.

Le cours prénatal, ou cours de préparation à la naissance, commence généralement vers le sixième/septième mois de grossesse, mais je vous recommande de le réserver dès le premier trimestre. Bien entendu, ce cours n'est pas obligatoire, mais il est fortement recommandé. En y participant, vous et votre partenaire recevrez des informations et un soutien, et vous arriverez à l'accouchement plus détendus et mieux préparés.

Vous vous demandez peut-être : est-il approprié que mon partenaire m'accompagne au cours ? Bien sûr, c'est essentiel ! Il se sentira ainsi plus impliqué, se préparera à ce qui se passera dans la salle d'accouchement et apprendra comment se comporter pendant le travail et les premiers jours après la naissance.

Vous pouvez suivre un cours d'accompagnement à la naissance dans un centre de conseil ou à l'hôpital où vous avez décidé d'accoucher ; il existe des cours gratuits (proposés par le service national de santé), des cours privés payants et des cours en ligne.

Mais en quoi consiste exactement un cours de préparation à l'accouchement ? Il s'agit d'une série de réunions, chacune divisée en une partie théorique et une partie pratique, au cours desquelles des sage-femmes et des médecins vous apprendront à faire face aux situations qui se présenteront avant, pendant et après l'accouchement. Vous recevrez des informations sur la manière de reconnaître les contractions, sur les techniques de contrôle de la douleur, sur la péridurale et les positions à adopter pendant le travail.

On vous parlera également de la façon de gérer les premiers jours après la naissance de votre bébé, lorsque vous devrez faire face aux couches, aux coliques, au bain et au pansement du cordon ombilical, avec sérénité et savoir-faire. Lors de ces cours, une attention particulière est accordée au thème de l'allaitement maternel (nous y reviendrons).

Le cours d'accompagnement à la naissance est un excellent moyen de rencontrer d'autres femmes du même âge gestationnel que vous pour comparer vos notes et créer un réseau de soutien et d'amitié pour l'après-naissance. Avec certaines de ces femmes, vous continuerez probablement à vous rencontrer même après la naissance de vos enfants... Je peux vous assurer que de belles et durables amitiés se sont formées de cette manière ! J'ai mentionné précédemment qu'au cours de cette préparation à l'accouchement, vous apprendrez certaines techniques de contrôle de la douleur à mettre en pratique pendant le travail.

Les méthodes de gestion de la douleur peuvent être divisées en méthodes pharmacologiques (par exemple la péridurale, dont nous parlerons plus loin dans le chapitre) et en techniques naturelles, comme l'immersion dans l'eau, la respiration, les massages et l'hypnose. La respiration assistée, avec l'aide d'une sage-femme, peut faciliter les contractions et la dilatation, en stimulant la libération d'endorphines (hormones dites de bien-être, puissants analgésiques naturels). Rappelez-vous qu'une respiration rythmée et lente vous conduira à un état plus détendu, ce qui vous aidera à mieux affronter le travail.

Vous apprendrez qu'au début d'une contraction, vous devez inspirer lentement et profondément par le nez, et après quelques secondes, expirer par la bouche. Vous devez respirer régulièrement pendant toute la durée de la contraction, en essayant d'éviter les respirations courtes. Évidemment, lorsque les contractions s'intensifient, il est spontané d'accélérer le rythme de la respiration, et à ce moment-là, il est conseillé d'accompagner chaque contraction d'une respiration.

1.2 Ce qu'il faut apporter à la maternité : liste de contrôle pour la maman, le bébé et... le papa

Maintenant que la fin de la grossesse approche, il est préférable de ne pas être prise au dépourvu et de préparer une valise contenant tout ce dont vous pourriez avoir besoin pendant votre séjour à la maternité. Il n'y a pas de moment précis pour préparer ce sac pour l'accouchement, mais le fait de savoir que vous avez tout préparé pour toute éventualité peut certainement apporter sécurité et tranquillité d'esprit aux futurs parents. Je vous conseille de tout préparer pour la

36e semaine.

Mais que mettre dans le sac ? En général, chaque hôpital ou clinique fournit à la future maman une liste spécifique de ce qu'elle doit emporter, mais il y a des indications générales qui peuvent être utiles pour comprendre ce qu'il faut mettre dans le sac. Commençons par préciser que les mots d'ordre sont confort et simplicité et que la future maman ne doit pas trop se fier à la saison et au climat, car dans les hôpitaux, la température peut être modifiée par un chauffage ou une climatisation trop puissante.

Voyons d'abord ce dont la future maman aura besoin :

- une chemise de nuit ou un T-shirt ample et confortable pour le travail ;
- une paire de pantoufles et un bonnet de douche ;
- des chemises de nuit qui peuvent être déboutonnées pour l'allaitement ;
- les serviettes post-partum : ce sont des serviettes spéciales, différentes de celles que vous utilisez pendant vos règles, qui sont utilisées pour contenir les saignements abondants que vous aurez après l'accouchement ;
- des pantalons jetables ;
- le nécessaire de toilette ;
- des serviettes ;
- des coussinets d'allaitement ;
- une petite bouteille d'eau et quelque chose à manger ;
- une robe de chambre.

Pour le bébé, vous le mettrez dans le sac :

- trois pyjamas/grenouillères ;
- trois paires de chaussettes en coton ;
- trois bodies demi-manches ;
- des couches 1er âge : certains hôpitaux en fournissent, mais il est bon de ne pas être pris au dépourvu ;
- une couverture ;
- un bonnet ;
- des lingettes humides.

En ce qui concerne la taille pour les vêtements du bébé, dans le cas d'une naissance à terme, je recommande la taille 0-3 mois. Une bonne idée est de répartir les affaires dans des sacs en plastique portant le nom de la mère et du bébé.

Pour papa... attendez une minute, vous pensez peut-être, qu'est-ce que papa a à voir avec ça ? Il ne devra pas oublier son appareil photo, son chargeur et peut-être un iPod pour que vous puissiez écouter de la musique relaxante pendant le travail.

Important : en plus de ces éléments, vous devez mettre dans votre sac votre dossier médical, vos documents (carte d'identité, carte de sécurité sociale etc.) et, si vous envisagez d'en préparer un, votre plan de naissance.

Le plan de naissance, largement utilisé dans les pays anglo-saxons et d'Europe du Nord, gagne également du terrain en France.

Qu'est-ce que c'est exactement ? Il s'agit d'un document signé par la femme qui accouche (et éventuellement par son partenaire) et établi au nom de l'établissement où elle a décidé d'accoucher, dans lequel elle exprime par écrit ses préférences et ses souhaits concernant le travail et l'accouchement.

Ces fiches doivent être jointes au dossier médical et remises au moment de l'admission ; le plan de naissance n'est pas obligatoire et ne constitue pas un contrat à valeur juridique, mais il peut être un moyen de garantir que l'accouchement se déroule dans un climat de sensibilité et de confiance et de la manière la plus respectueuse possible. En outre, il est utile de prendre conscience de ses besoins et de ses droits à un moment aussi délicat, et de réfléchir aux situations et aux options que l'on peut rencontrer pendant le travail et après la naissance.

Un autre conseil lié à la préparation à l'accouchement est de visiter à l'avance l'hôpital et la maternité où vous allez accoucher, afin de vous familiariser avec l'environnement et de vous sentir mieux lorsque vous serez admise. Assurez-vous de savoir comment vous rendre à l'hôpital et où aller à votre arrivée. Vous et votre partenaire pourriez également essayer de faire le trajet domicile-hôpital aux heures de pointe pour voir combien de temps il faut pour s'y rendre.

En parlant de partenaire, avez-vous discuté de la possibilité qu'il assiste à l'accouchement ?

Il n'y a pas si longtemps encore, l'accouchement était considéré comme une « affaire de femmes » et les hommes en étaient totalement exclus. Mais aujourd'hui, presque tous les futurs pères décident d'assister à la naissance de leur enfant. Ce qui doit être clair pour votre partenaire, c'est qu'assister à l'accouchement n'est pas une obligation : il peut être présent s'il le souhaite, mais sa décision doit être une décision prise librement et sans aucune pression extérieure. Franchir ce pas sans en être pleinement convaincu le mettrait en effet mal à l'aise (voire le traumatiserait), ce qui serait très contre-productif pour la femme qui accouche.

Si votre partenaire a suivi le cours préparatoire, il ou elle doit être tout à fait préparé(e) à ce qui va se passer, et doit savoir qu'il ou elle sera témoin de moments intenses et de scènes fortes, mais aussi du miracle le plus incroyable de tous. Son rôle pendant l'accouchement sera essentiellement d'aider et de soutenir la future maman, peut-être en la massant et en lui rappelant de respirer entre les contractions, ou même simplement en l'écoutant et en la réconfortant.

CHAPITRE 2
Travail et accouchement : à quoi s'attendre en salle d'accouchement

I ans ce chapitre, nous allons voir ce qui se passe au début du travail, et comment le vivre paisiblement grâce aux techniques de gestion de la douleur.

2.1. Que faire lorsque le travail a commencé

Vous êtes maintenant arrivée au bout de cet incroyable voyage, et votre bébé peut naître à tout moment.

Vous avez suivi le cours de préparation, vous avez fait votre sac, bref, théoriquement vous êtes prête, mais en pratique vous n'êtes pas sûre de savoir reconnaître les signes qui vous indiqueront que le travail a commencé et qu'il est temps d'aller à l'hôpital.

Tout d'abord, je voudrais vous rassurer. Il est très rare qu'une femme accouche dans les 4 heures qui suivent le début du travail, et dans le cas d'une primipare (une femme qui accouche pour la première fois), cela peut prendre 12 à 18 heures. Par conséquent, il est raisonnable de dire qu'à partir du moment où les contractions réelles commencent, vous aurez largement le temps de préparer vos affaires et de vous rendre dans l'établissement que vous avez choisi pour l'accouchement.

Bien sûr, certains signes indiquent que le travail est

imminent. Voyons ensemble à quoi il faut faire attention :

Perte du bouchon muqueux : lorsque le moment de l'accouchement approche, les contractions préparatoires peuvent entraîner la perte du bouchon muqueux, une barrière protectrice qui s'est formée dans le col de l'utérus depuis les premières semaines de la grossesse : c'est un signe clair que « quelque chose bouge », mais il n'est pas certain qu'une fois le bouchon perdu, vous accoucherez en quelques heures. Il peut même s'écouler plusieurs jours entre cet événement et le début du travail.

Rupture de la poche des eaux : la rupture des membranes (plus connue sous le nom de rupture des eaux) se produit lorsque les membranes se rompent et que le liquide amniotique s'écoule du vagin, sous la forme d'un écoulement aqueux généralement incolore, qui peut aussi être très abondant. La rupture des eaux se produit souvent pendant le travail ; bien sûr, elle peut aussi se produire plus tôt, mais contrairement à ce que l'on pense, ce n'est pas fréquent : en fait, seulement 10 % des accouchements commencent de cette façon. Toutefois, si vous perdez les eaux, contactez votre gynécologue ou votre sage-femme, car dans la plupart des cas, le travail commence dans les 36 heures suivant la rupture des eaux.

Des contractions : l'arrivée des contractions est le symptôme le plus connu et le plus évident de l'approche du travail. Attention toutefois, car le travail passe par une **phase de « latence »** qui peut durer jusqu'à plusieurs jours, avec des douleurs qui vont et viennent.

Le véritable travail se caractérise par des contractions régulières accompagnées d'une dilatation du col de l'utérus, qui doit s'amincir et s'assouplir pour permettre au bébé de le traverser et d'entrer dans le canal de naissance. Si vous avez des contractions, mais que le col de l'utérus n'a pas encore commencé à se dilater, vous êtes en travail latent.

Le travail commence par de légères crampes, semblables aux douleurs menstruelles, qui deviennent progressivement régulières et de plus en plus douloureuses. Certaines femmes les ressentent dans le dos (comme cela m'est arrivé !), d'autres dans le bas-ventre. Lorsque les contractions sont rapprochées, qu'elles ne disparaissent pas en changeant de position, qu'elles se produisent régulièrement (par exemple, à 20 minutes d'intervalle), qu'elles deviennent de plus en plus fréquentes et douloureuses, il est temps d'aller à l'hôpital !

Parmi les autres signes possibles de l'imminence du travail, citons les brûlures d'estomac, les vomissements et la diarrhée, l'agitation, le malaise semblable à une légère grippe et, bien que cela puisse vous sembler étrange, une envie incontrôlable de nettoyer la maison pour la préparer à l'arrivée du nouveau-né !

2.2 Techniques de gestion de la douleur

L'accouchement est l'une des expériences les plus puissantes et les plus intenses de la vie d'une femme. Si vous vous demandez si cela sera très douloureux, la seule réponse que je peux vous donner est : « Cela dépend ! ». Les seuils de douleur varient considérablement d'une femme à l'autre, et la douleur pendant le travail est un phénomène subjectif qui dépend de nombreux facteurs, notamment de la taille et de la position du bébé et de la taille du bassin. Gardez toujours à l'esprit que l'accouchement est un processus naturel que la majorité des femmes abordent et terminent sans complications.

En outre, comme nous l'avons déjà mentionné, la douleur peut être soulagée par des méthodes naturelles et pharmacologiques. Nous avons vu que la respiration assistée peut être une bonne aide pour la contrôler, tout comme l'accouchement dans l'eau peut être un bon choix si vous en avez la possibilité.

L'accouchement dans l'eau est une alternative proposée par certains hôpitaux et cliniques (pas beaucoup en fait !), qui permet à la mère d'accoucher dans une baignoire spéciale remplie d'eau chaude. Cette modalité est réservée aux femmes en bonne santé dont la grossesse physiologique est terminée, et n'est pas à envisager en cas de naissance gémellaire.

Parmi les techniques pharmacologiques de gestion de la douleur, la plus utilisée est sans aucun doute l'**analgésie péridurale**, une anesthésie régionale qui consiste à injecter des anesthésiques au niveau de l'espace péridural de la moelle épinière et qui se caractérise par l'insertion d'un cathéter à travers lequel l'administration de l'anesthésique peut être dosée dans le temps.

L'anesthésie péridurale présente l'avantage incontestable d'éliminer presque totalement la douleur du travail et de l'accouchement, permettant à la femme, qui reste pleinement consciente, de participer activement à la naissance. La péridurale ne peut être administrée que par un anesthésiste, et pour la demander, il faut avoir subi un examen anesthésique au cours du troisième trimestre de la grossesse.

Ce type d'anesthésie est un choix très efficace pour éviter une douleur trop importante pendant le travail. En revanche, il est possible qu'avec l'utilisation de cette anesthésie, le travail soit plus long et que la mère ressente certains effets secondaires, comme un mal de tête intense (qui se résorbe après quelques jours), un mal de dos ou une baisse momentanée de la tension artérielle.

2.3. Les trois phases du travail

Donc, pour récapituler, si vous avez des contractions douloureuses et régulières, qui deviennent plus fréquentes, plus longues et plus fortes, vous devez vous rendre à l'hôpital, car selon toute probabilité, le travail a commencé. Comprenons ensemble ce qui se passe dans votre corps à ces moments-là. Les contractions sont des spasmes des muscles de l'utérus qui ont pour but de pousser le bébé dans le canal de naissance.

Le terme « travail », quant à lui, désigne le processus qui conduira à la naissance de votre bébé grâce à la dilatation du col de l'utérus, de 0 à 10 centimètres.

Le travail proprement dit peut-être divisé en trois phases :

- la phase de dilatation
- la phase d'expulsion
- la délivrance

La phase de dilatation, la plus longue, va du début des contractions régulières jusqu'à ce que le col de l'utérus soit complètement dilaté (10 centimètres). En moyenne, cette phase ne dépasse pas 12 heures pour une primipare et 10 heures pour les accouchements suivants. Lorsque le travail est bien avancé, à environ 4-5 centimètres de dilatation, si vous le demandez et que l'hôpital le propose, vous recevrez une péridurale. Au cours de cette période, vous ressentirez probablement le besoin de vous déplacer afin de trouver une position dans laquelle vous vous sentez à l'aise : vous marcherez, vous vous assiérez, vous vous accroupirez ; laissez-vous guider par votre instinct et vous trouverez la manière la plus appropriée d'être en travail. À la fin de cette première phase du travail, le col de l'utérus est complètement dilaté et les contractions sont très fortes et rapprochées, avec très peu de temps de repos entre chacune d'elles.

La phase d'expulsion est la phase allant de la dilatation complète à la naissance du bébé. Que faites-vous dans cette phase ? Vous poussez ! À ce moment-là, la femme ressent le besoin de pousser. À chaque contraction, le bébé descend un peu plus dans le canal de naissance jusqu'à ce que sa tête devienne visible. Ça y est, le bébé arrive ! Pendant cette phase, vous ressentirez un besoin urgent de pousser qui est impossible à contrôler. C'est une sensation que toutes les femmes sur le point d'accoucher éprouvent, il est presque impossible de ne pas la reconnaître. À ce moment-là, la sage-femme vous aidera en vous guidant et en vous encourageant à pousser au moment où la contraction atteint son maximum et à vous reposer entre les contractions.

N'oubliez pas que l'accouchement peut avoir lieu dans de nombreuses positions, et pas seulement sur le dos, qui est la « position gynécologique » et qui s'oppose à la gravité. Il n'y a pas de règles et vous avez le droit de choisir librement la position dans laquelle vous vous sentez le plus à l'aise ; de nombreuses femmes préfèrent accoucher dans des positions dites verticales, par exemple accroupies ou à quatre pattes.

Lorsque la petite tête devient visible, la sage-femme vous demandera de pousser pour la faire sortir, et avec une dernière poussée, le reste du petit corps sortira également. À ce stade, si le bébé est gros, on peut vous faire une incision chirurgicale dans le périnée, appelée **épisiotomie**, pour éviter le risque de déchirure.

La délivrance : votre bébé est enfin né ! Avec une dernière poussée, vous expulsez le placenta, les membranes et le cordon ombilical, et la sage-femme ou le médecin pose des points de suture si vous avez subi une épisiotomie ou une déchirure. Le bébé est placé sur votre poitrine, et la sage-femme coupe le cordon ombilical (parfois le père peut le faire).

Une minute après la naissance, chaque bébé est soumis au test d'Apgar, qui est répété au bout de cinq minutes et consiste en une série de contrôles permettant d'établir rapidement l'état de santé du nouveau-né, en tenant compte de cinq paramètres vitaux.

On peut dire que l'accouchement est terminé ; dans les heures qui suivent, la mère sera étroitement surveillée pour évaluer les pertes de sang et vérifier la tension artérielle, le pouls et la température.

2.4. La césarienne

La césarienne est une procédure chirurgicale qui remplace l'accouchement naturel et implique une incision dans l'abdomen et l'utérus pour permettre la naissance du bébé. Dans la plupart des cas, la mère et le bébé ne présentent aucune contre-indication lors d'une césarienne, mais il s'agit tout de même d'une intervention chirurgicale à part entière, qui n'est donc pas totalement dénuée de risques.

Les directives pertinentes des services de santé ont déclaré qu'en l'absence de contre-indications particulières, le choix d'accoucher naturellement est préférable.

Une césarienne est nécessaire dans certaines situations particulières. Tout d'abord, il faut faire la différence entre une **césarienne planifiée et une césarienne d'urgence**.

Dans le premier cas, il s'agit d'une opération prévue à l'avance, par exemple dans le cas d'une grossesse gémellaire, d'un accouchement par le siège ou de problèmes de santé particuliers de la mère. Elle est normalement effectuée entre la 38e et la 39e semaine de grossesse.

Une césarienne d'urgence, en revanche, a lieu lorsque, pendant le travail, le bébé montre des signes de détresse et doit être mis au monde immédiatement.

L'opération dure très peu de temps, pas plus d'une heure, et la mère bénéficie généralement d'une péridurale ou d'une rachianesthésie afin de pouvoir rester éveillée et tenir le bébé immédiatement après la naissance. Une césarienne n'est pas douloureuse, mais les suites opératoires peuvent l'être et le temps de récupération est beaucoup plus long que pour un accouchement naturel. En général, on demande à la nouvelle maman de se lever du lit dès le lendemain de l'opération, et elle peut rentrer chez elle au bout de 4 à 5 jours. Les points de suture seront retirés par le médecin, mais dans la plupart des cas, ils se résorbent au bout de quelques semaines.

Il y a quelques années encore, les médecins conseillaient aux femmes qui avaient subi une césarienne de répéter la même procédure pour tout accouchement ultérieur, de peur que la cicatrice utérine ne se rompe pendant le travail. Aujourd'hui, les choses ont changé et, en l'absence de contre-indications, la future maman peut accoucher naturellement, même après une césarienne. Dans ce cas, on parle de VBAC (acronyme de l'expression Vaginal Birth after Cesarean).

Après l'accouchement, qu'il soit naturel ou par césarienne, vous aurez d'importantes pertes de sang, appelées **lochies** qui permettent d'éliminer les fragments de muqueuse, de tissus et le sang de l'utérus. Rappelez-vous des serviettes que vous avez mis dans votre valise avant d'aller à hôpital !

Ces saignements durent entre trois et six semaines, mais passent par différentes phases au cours desquelles ils changent de couleur et d'intensité : d'abord rouge vif, ils deviennent plus clairs jusqu'à disparaître dans les semaines suivantes. Dans les premiers jours suivant l'accouchement, vous ressentirez également des crampes utérines, des contractions inconfortables mais non douloureuses qui sont nécessaires pour que l'utérus retrouve sa taille normale.

Attention à ne pas confondre les lochies avec le **retour de couches**, c'est-à-dire les premières règles après l'accouchement, pour lesquelles il faudra attendre au moins trois ou quatre mois, voire plus si vous allaitez.

Environ trois jours après l'accouchement (cinq dans le cas d'une césarienne), vous êtes enfin prête à quitter l'hôpital. Les neuf mois de grossesse sont terminés, et vous avez également laissé derrière vous les difficultés de l'accouchement. Il est temps de rentrer à la maison et de commencer une nouvelle aventure !

Troisième partie
A la maison avec votre enfant

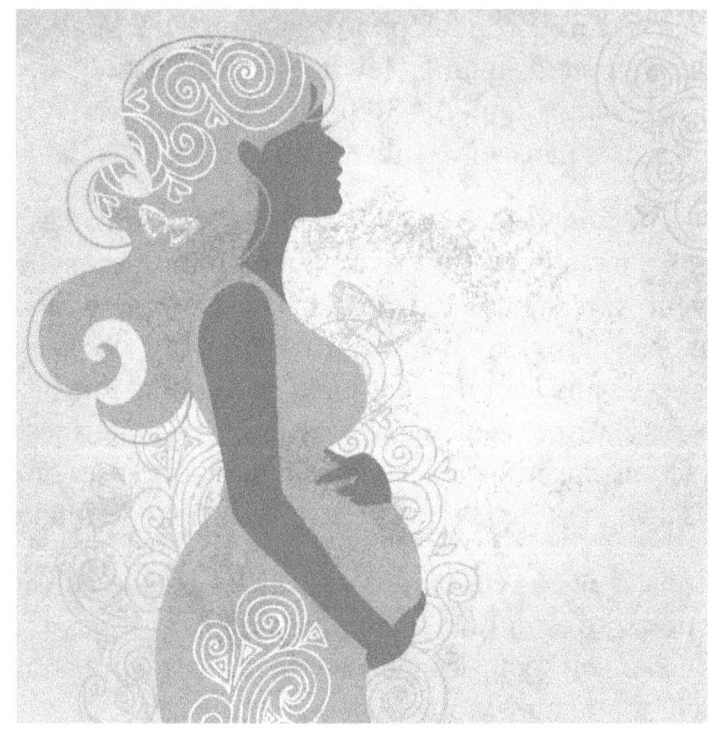

CHAPITRE 1
Conseils pour nouvelles mères

Le terme de **période puerpérale** désigne les six semaines qui suivent l'accouchement. Il s'agit d'une phase très particulière de la vie d'une femme, qui s'accompagne d'énormes changements et de fortes émotions. Malheureusement, notre société impose à la nouvelle maman des attentes excessives : immédiatement après l'accouchement, nous devrions déjà être actives, en forme et naturellement sur un nuage !

De plus, tout le monde autour de vous, de votre partenaire à vos proches, s'attend à ce que vous sachiez exactement quoi faire.

Mais la réalité est bien plus complexe que cette image idéale. Avoir un enfant est sans aucun doute un événement magique, mais en même temps bouleversant au sens propre du terme, car il implique une série de profonds changements physiques et psychologiques.

La naissance d'un enfant signifie aussi la naissance d'une famille, qui a besoin de temps et de calme pour s'installer et trouver son équilibre.

Les jours qui suivent l'accouchement sont délicats et complexes, car c'est précisément dans ces moments que sont posées les bases de la relation entre la mère et l'enfant. Si vous parvenez à bien vous remettre des épreuves de l'accouchement et à gérer au mieux les premiers jours de votre nouvelle vie, vous serez certainement moins affectée par la tristesse qui peut souvent survenir après un accouchement.

1.1 Baby Blues et dépression post-partum

Immédiatement après l'accouchement, les taux d'œstrogènes et de progestérone chutent brutalement, provoquant tristesse, mélancolie et flots de larmes : c'est le **baby blues**, une période caractérisée par une forte instabilité émotionnelle due principalement aux changements hormonaux brutaux qui se produisent dans notre organisme.

Il est probable que vous aurez souvent envie de pleurer, que vous serez désorientée et confuse et que vous penserez que vous n'êtes pas capable de vous occuper de votre enfant... Mais je peux vous assurer que vous y arriverez très bien ! Cette alternance d'émotions contradictoires est tout à fait normale et ne nécessite pas d'intervention médicale, mais seulement le soutien et le réconfort de vos proches.

En fait, le baby blues est un trouble passager, qui disparaît en quelques jours, contrairement à la dépression post-natale, qui est un problème majeur.

Si la tristesse et la mauvaise humeur qui caractérisent la toute première phase après l'accouchement persistent et commencent à avoir un impact négatif sur votre vie, vous souffrez peut-être de dépression post-partum.

Cette complication est encore *tabou* dans notre société, quelque chose dont il vaut mieux ne pas parler, bien qu'environ 10% des femmes en souffrent.

La dépression post-partum se manifeste généralement dans les premières semaines suivant l'accouchement, mais elle peut aussi apparaître après plusieurs mois. Les signes à surveiller sont la fatigue chronique, les crises de panique, le manque d'appétit, l'insomnie, les sautes d'humeur importantes, un fort sentiment de défaillance et la perte d'intérêt pour tout ce qui vous entoure.

Si vous présentez deux ou plusieurs de ces symptômes, il est conseillé d'en parler immédiatement à votre sage-femme ou à votre médecin généraliste, qui vous apportera son aide et vous indiquera la marche à suivre la plus appropriée à vos problèmes. Il peut s'agir d'une thérapie psychologique, une thérapie de groupe ou de médicaments antidépresseurs.

La cause sous-jacente de la dépression postnatale n'est pas claire, mais il y a très probablement certaines catégories de femmes plus susceptibles que d'autres de souffrir de cet état, comme celles qui ont des antécédents de dépression ou des problèmes de santé mentale dans leur famille.

Les nouvelles mères qui peuvent compter sur des liens sociaux forts et sur l'aide et le soutien émotionnel de leurs parents et amis sont moins exposées.

1.2. Le développement du lien d'attachement mère-enfant

S'occuper d'un nouveau-né peut être stressant et épuisant, et il faut du temps pour s'adapter à la parentalité. Rappelez-vous qu'il est tout à fait normal, dans les premiers jours, de vous sentir dépassée par la nouvelle situation et incertaine quant à vos compétences de mère ; il se peut aussi que vous ne vous sentiez pas aussi heureuse que tout le monde l'attend. Ce sentiment est aussi parfaitement normal et commun à beaucoup d'entre nous !

Le développement du lien est une expérience individuelle et très personnelle : certaines femmes ressentent un lien très fort avec leur enfant immédiatement, pour d'autres cela prend des semaines. Ne vous sentez pas coupable, vous verrez que vous et votre enfant apprendrez à vous connaître et à créer un lien profond, à votre rythme, sans vous précipiter. Concentrez-vous sur lui, et rappelez-vous que le contact mutuel favorise la production d'ocytocine, l'hormone de l'attachement.

À cet égard, un célèbre psychologue et psychanalyste britannique, **John Bowlby,** a mené des études extrêmement intéressantes dans les années 1950 sur ce qui se passe réellement dans la relation entre la mère et l'enfant, et a développé une théorie appelée « **théorie de l'attachement** ».

En résumé, **Bolwby** affirme que le style d'attachement qu'un enfant développera à partir de la naissance dépend largement de la manière dont les parents, principalement la mère, interagissent avec lui.

Une mère serviable et sensible aux besoins de son enfant créera une base sûre et l'enfant grandira en développant son estime de soi et sa confiance dans les autres. Si, en revanche, la figure de référence est indisponible et/ou peu réceptive, voire rejetant, cela aura un impact négatif sur le développement psychique de l'enfant et sur ses relations futures.

Ces études montrent à quel point il est important pour une mère de fournir une base sûre à son enfant dès le départ. Une base sûre étant le « lieu » d'où l'enfant part pour faire connaissance avec le monde et où il peut revenir chaque fois qu'il ressent le besoin d'être protégé et réconforté. **Il est donc essentiel que le lien d'attachement entre la mère et l'enfant se développe de manière adéquate**, car c'est de là que découlera la capacité de l'enfant à organiser sa future vie affective, tout au long de son existence.

Si vous en avez le temps et l'envie, je vous recommande d'en apprendre davantage sur le travail de Bolwby, qui est une ressource vraiment extraordinaire pour nous, les mères.

Ce qui est incontestable, c'est que la nouvelle maman dans les semaines qui suivent l'accouchement a besoin de se reposer... bien sûr, je sais que c'est difficile, le nouveau-né absorbe tout votre temps !

Il existe cependant des stratagèmes que vous pouvez adopter pour être un peu moins fatiguée : tout d'abord, ne prêtez pas attention au chaos qui règne dans la maison. On dirait qu'une une bombe a explosé ? C'est normal. C'est déjà bien que vous ayez le temps de prendre une douche ou de vous faire un café.

Un autre bon conseil est de limiter au maximum les **visites dans les premiers jours** suivant votre retour à la maison.

Les parents et les amis veulent voir le bébé ? Ils attendront, et s'ils veulent vraiment vous rendre visite, laissez-les apporter un repas préparé ou proposez-leur de nettoyer la maison, afin que vous puissiez avoir du temps à consacrer à votre enfant sans avoir à vous soucier d'autre chose.

Vous savez ce qui avait l'habitude d'affecter mon humeur de façon très positive ? Prendre la poussette et aller au parc avec mes enfants. L'habitude de la promenade peut commencer dès la première semaine. **Marcher en plein air** et prendre l'air vous fera du bien. N'oubliez pas que la nature a des effets bénéfiques sur le psychisme et qu'elle vous détendra tous les deux. Évitez bien sûr les endroits bruyants et pollués, couvrez bien votre enfant en hiver et ne sortez pas aux heures les plus chaudes en été.

Le dernier conseil que je vous donne est aussi le plus important : essayez de dormir quand votre enfant dort. Chaque moment est bon pour une sieste réparatrice pendant les premières semaines fatigantes après l'accouchement.

Pendant la période puerpérale, l'attention de tous est concentrée sur la mère et le bébé, mais c'est aussi la période où s'opère la transformation du couple en famille, avec toutes les obligations et les devoirs qui l'accompagnent, et dans ce changement, le père joue un rôle crucial.

Il est probable que, dans les premiers jours, le nouveau père se sente exclu du dialogue intime entre la mère et l'enfant, et il est également facile pour lui d'être un peu jaloux de la créature qui focalise toute l'attention de sa partenaire.

Essayez de l'impliquer dans la routine quotidienne, faites-lui confiance, laissez-le construire une relation avec son enfant, laissez-le s'occuper du bébé, le porter, changer sa couche. Si vous n'allaitez pas, il peut participer en donnant un biberon, et si vous allaitez, n'oubliez pas qu'il est possible d'utiliser un tire-lait.

Le nouveau père veut vous aider, laissez-le faire. Laissez-le vous apporter un soutien pratique et émotionnel, laissez-le être votre refuge ; son rôle est différent du vôtre, mais il est tout aussi important pour l'équilibre de votre famille.

1.3 Comment gérer le quotidien (couches, sommeil, bain, cordon ombilical...)

Vous êtes enfin à la maison avec votre bébé. Vous apprenez à vous connaître et vous et votre partenaire acquérez de l'expérience sur la façon de vous occuper de lui.

Je vous propose ci-dessous des informations et des conseils pratiques sur la meilleure façon de gérer vos activités quotidiennes pendant cette période chargée.

Les couches : commençons par un sujet qui peut difficilement être qualifié d'agréable... oui, vous avez bien compris, je parle de caca. Dans les tout premiers jours de sa vie, le nouveau-né émet des selles de couleur foncée, appelées **méconium**. Ne paniquez donc pas si vous trouvez un caca noirâtre ou verdâtre dans votre couche. Après la première semaine, apparaissent les « selles de lait », dont la couleur et les caractéristiques varient selon que le bébé est nourri au sein ou artificiellement.

Au cours des deux premiers jours de vie, l'urine du bébé sera concentrée et jaune, puis elle deviendra de plus en plus claire. Il est essentiel de vérifier que le nouveau-né fait régulièrement ses besoins.

Pendant les premiers mois, la couche doit être changée 6 à 10 fois par jour pour éviter les rougeurs et les irritations des fesses du bébé (n'oubliez pas que sa peau est beaucoup plus délicate et sensible que la nôtre). Après quoi le nombre de changes diminuera. Vous pouvez le nettoyer en utilisant uniquement de l'eau tiède ou des lingettes sans parfum, et n'oubliez pas que le nettoyage se fait de l'avant vers l'arrière.

Il y a quelques années encore, l'utilisation de couches jetables était un choix forcé. Aujourd'hui, cependant, de plus en plus de familles choisissent d'utiliser des couches lavables, c'est-à-dire des couches en tissu qui, après usage, sont mises dans la machine à laver et utilisées plusieurs fois. À une époque comme la nôtre, qui est de plus en plus sensible à l'écologie et à l'environnement, ces couches peuvent être une alternative valable, qui vous fera également économiser beaucoup d'argent !

Cordon ombilical : pendant la grossesse, le cordon ombilical assure la vie du bébé en lui apportant l'oxygène nécessaire et en éliminant les déchets. Une fois le cordon ombilical coupé, un petit moignon reste attaché au ventre du bébé, qui se dessèche et tombe spontanément en une ou deux semaines, après être devenu dur et de couleur noirâtre.

Le cordon doit être maintenu parfaitement sec pour faciliter sa chute, et il est préférable qu'il reste exposé à l'air libre autant que possible. Le cordon ombilical résiduel doit être nettoyé délicatement deux fois par jour à l'eau tiède, bien séché et protégé par une gaze stérile et un filet élastique. Il n'est pas nécessaire de le traiter avec des solutions désinfectantes ou alcoolisées. Si une rougeur, un écoulement jaunâtre et une mauvaise odeur apparaissent, il est bon de prévenir le pédiatre.

Bain et massage : une fois que le cordon est tombé, attendez encore quelques jours pour que la cicatrice sèche et vous pourrez alors donner son premier bain à votre bébé. Il se peut que le bébé n'aime pas trop ça au début et qu'il soit un peu mal à l'aise, mais vous verrez que cela deviendra rapidement l'un de ses moments préférés ; c'est aussi une occasion de contact et d'intimité entre les parents et le bébé.

Bien sûr, il n'est pas nécessaire de donner un bain à un bébé tous les jours, mais s'il aime ça, rien n'empêche d'en faire une habitude quotidienne. Veillez à utiliser des nettoyants doux, sans parfum, de préférence huileux et non moussants.

Le moment le plus recommandé pour le bain est généralement la fin de l'après-midi ou la soirée, car l'eau a un effet relaxant, détend les muscles et favorise le sommeil. La température de l'eau doit être d'environ 36 degrés (on peut la vérifier à l'aide d'un thermomètre ou en plongeant simplement un coude dans l'eau), et la température ambiante doit également être agréable et appropriée.

Immergez le bébé dans une baignoire pour bébé, en prenant bien soin de soutenir le cou et la tête, et avec votre main libre, lavez-le doucement. Pendant les premiers mois, il est préférable que le bain ne dure pas plus de dix minutes. Dès qu'il sort de l'eau, séchez-le en le tapotant et non en le frottant et en prenant soin de bien sécher tous les plis de la peau.

N'oubliez pas de tout installer près de vous avant le bain : tout doit être à portée de main pour que vous n'ayez pas à vous absenter, ne serait-ce qu'un instant, lorsque le bébé est dans l'eau.

N'oubliez pas qu'il ne faut pas le laisser seul, même une seconde, lorsqu'il est dans l'eau.

Une habitude agréable pour terminer le rituel du bain sur une bonne note pourrait être de faire un massage, l'un des moyens les plus efficaces de détendre et de choyer votre bébé. Faites attention au type de massage que vous faites, car un toucher un peu plus fort peut être trop stimulant pour lui : au moins pour les premiers mois, préférez des mouvements légers et circulaires.

Le massage doit être pratiqué à un moment où l'enfant a l'estomac vide, dans un environnement confortable et à une température agréable, en utilisant une huile émolliente spécifique pour les peaux délicates.

Vous verrez que cette pratique apportera de grands bénéfices au développement physique et émotionnel de votre enfant ; il est également connu que le contact physique favorise un lien plus profond et plus conscient entre le nourrisson et le parent et contribue à créer une intimité et une complicité.

Le sommeil : levez la main si vous n'avez jamais été terrifiée par les récits des nuits blanches des nouvelles mères !

En fait, l'un des premiers problèmes auxquels vous serez confrontée après votre retour à la maison est l'irrégularité du sommeil du nouveau-né. Au cours de ses premières semaines de vie, le bébé dort environ 16 à 20 heures par jour, le plus souvent sans régularité, et se réveille quand il en a envie, de jour comme de nuit.

Petit à petit, cela va changer et la période de sommeil plus longue aura tendance à se déplacer vers les heures de la nuit, mais pendant les premières semaines, ses rythmes sont dictés uniquement par ses besoins : il se réveille quand il a faim, ou si quelque chose le dérange, par exemple une couche mouillée.

À ce stade, il est important de respecter son rythme et de ne pas le réveiller, pas même pour le nourrir : il a besoin de dormir car le sommeil est nécessaire à son développement. Vers trois mois, des schémas plus réguliers commencent à s'établir, en partie parce que son corps commence à produire du cortisol (l'hormone qui régule les rythmes de sommeil et d'éveil).

En général, les enfants s'adaptent à un rythme veille-sommeil vers l'âge de 6 mois, mais les réveils sont fréquents jusqu'à l'âge de trois ans au moins. Il existe des phases au cours desquelles la fréquence des réveils augmente, par exemple au moment de la poussée dentaire, pendant la période de la crèche ou lorsque « l'angoisse de la séparation » se développe. En résumé, il faudra être patient, car le sommeil d'un enfant met du temps à se réguler.

Ce que je vais écrire maintenant peut sembler banal, mais ce n'est pas le cas : il y a des enfants qui ont besoin de plus de sommeil, et d'autres qui en ont moins besoin ; si votre enfant se réveille la nuit, ce n'est pas de votre faute, ne vous sentez pas coupable en pensant que vous ne savez pas comment vous y prendre. Mon pédiatre m'a dit un jour qu'il y a deux types d'enfants : ceux qui se complaisent dans le sommeil et ceux qui le combattent. C'est tout à fait exact, car chaque enfant est unique, et son caractère unique se reflète également dans sa relation avec le sommeil.

Bien sûr, il existe des astuces pour mieux gérer ces difficultés, en essayant d'établir une **« routine du sommeil »** : essayez de coucher votre bébé vers sept heures du soir, après l'avoir baigné et nourri. Dans les premiers jours, il se réveillera au moins deux fois pendant la nuit, puis, au fur et à mesure qu'il grandit, les intervalles entre les tétées seront de plus en plus longs.

N'oublions pas que pour qu'un nouveau-né dorme bien, il doit être tranquille, et nous pouvons l'aider en créant un environnement propice au sommeil : la température de la chambre ne doit pas dépasser vingt degrés, et le bébé doit être propre, sec, pas trop couvert et pas affamé.

La solution la plus pratique et la plus efficace pour « survivre » les premiers mois est de mettre le lit du bébé dans la chambre des parents, à côté de la mère, afin qu'elle n'ait pas à sortir du lit tout le temps pendant la nuit.

1.4. Secrets pour une bonne croissance de votre enfant : allaitement et sevrage

Et voici le sujet le plus débattu et le plus controversé de tous ceux qui concernent le monde de la maternité : l'allaitement.

Nous savons tous que l'allaitement est crucial pour le développement et la croissance du bébé et que le lait maternel est l'aliment le plus complet, contenant tous les nutriments dont un bébé a besoin au cours des premiers mois de sa vie. Il renforce également les défenses immunitaires, réduit le risque d'allergies et d'infections et contribue à renforcer le lien entre la mère et le bébé. Si tout cela ne vous suffit pas, j'ajouterai que le lait maternel est toujours disponible et aussi très bon marché !

Attention toutefois, l'allaitement est important, mais la sérénité de la mère l'est tout autant, car une mère sereine est une meilleure mère, et il est essentiel que vous soyez convaincue de ce choix. La décision de nourrir votre bébé est une décision personnelle qui vous appartient, et personne n'a le droit de vous juger juste parce qu'il pense différemment.

Si, pour une raison ou une autre, vous n'avez pas la

possibilité d'allaiter, ou si vous n'en avez tout simplement pas envie, ne vous sentez pas coupable, car votre enfant grandira très bien avec du lait maternisé. N'oubliez jamais que nourrir votre bébé avec du lait maternisé ne fait pas de vous une mère de seconde zone !

Pendant les premiers jours après la naissance, les glandes mammaires produisent un liquide assez épais, **de couleur jaune,** appelé **colostrum.** Si possible, je vous recommande de mettre votre bébé au sein immédiatement après la naissance, même si vous n'avez pas encore de lait : le colostrum est riche en substances utiles pour le système immunitaire du bébé, et de cette façon vous stimulerez également la montée de lait.

Après trois ou quatre jours, **le lait arrivera** et il sera impossible de ne pas vous en apercevoir : vos seins deviendront très chauds et tendus, et peut-être même un peu douloureux. Si votre bébé est né par césarienne, cela ne vous empêchera pas d'allaiter, mais l'arrivée du lait peut prendre un peu plus de temps.

Si vous allaitez votre bébé, vous devez rechercher une position confortable, en utilisant éventuellement des coussins pour vous-même et un coussin sur lequel poser le bébé ; la position la plus naturelle et la plus appréciée est sans doute la position semi-allongée. Disons que la meilleure position à tenir est celle qui est confortable pour vous deux.

Le secret d'un allaitement heureux réside dans ce que l'on appelle une « bonne prise du sein » : il existe de nombreuses façons de faire en sorte que le bébé prenne le sein et commence à se nourrir, mais vous seule pouvez déterminer la méthode la plus adaptée à votre cas particulier.

Vous vous demandez probablement : « **Comment puis-je savoir si s'est bien enclenché ? »**. Rien de plus simple : lorsque le bébé s'accroche correctement, l'alimentation ne présente aucun problème de part et d'autre.

« **Comment puis-je savoir s'il mange suffisamment ? »**. Cette inquiétude est compréhensible, mais généralement infondée, car la plupart des bébés sont capables, dès les premiers jours, d'autoréguler la quantité de lait qu'ils prennent, surtout s'ils sont allaités. Cependant, en général, on peut dire que votre enfant mange suffisamment si :

- il retrouve son poids de naissance dans les 15 à 20 jours, puis reprend progressivement du poids ;
- il mouille au moins 6 ou 7 couches par jour et fait ses besoins régulièrement ;
- votre sein après la tétée est mou.

Les bébés ont besoin de **l'allaitement à la demande,** c'est-à-dire de la possibilité de prendre le sein quand ils le souhaitent. Plus le bébé est autorisé à prendre le sein, plus la production de lait est stimulée. Au cours des premiers mois, les tétées sont assez rapprochées, entre 7 et 12 par jour. Si vous utilisez du lait artificiel, il y a moins de tétées quotidiennes, car le lait artificiel est moins digeste que le lait maternel.

Une autre question que les nouvelles mères se posent souvent est : « Quand faut-il arrêter l'allaitement ? ». Les organisations internationales de santé infantile s'accordent à dire que jusqu'à l'âge de six mois, la meilleure alimentation est l'allaitement maternel exclusif. Après cette date, le moment est venu de commencer le **sevrage**, c'est-à-dire d'introduire progressivement des aliments solides et liquides (autres que le lait) dans l'alimentation du bébé. Parallèlement à cela, on peut continuer à allaiter aussi longtemps qu'on le souhaite.

Et qu'en est-il du régime alimentaire correct pour la mère qui allaite ? Disons d'emblée qu'il n'est pas nécessaire de suivre un régime spécial lors de l'allaitement, mais simplement d'avoir une alimentation équilibrée et saine, sans éliminer aucun composant mais en privilégiant les fruits, les légumes, les graisses saines et les protéines maigres. N'oubliez pas qu'une mère qui allaite a besoin d'environ 500 calories de plus par jour qu'une mère qui n'allaite pas, donc pas de régimes draconiens pendant cette période !

Si vous pensez que vous n'avez pas assez de lait, ou si vous avez des problèmes d'allaitement, consultez votre sage-femme ou votre médecin, ou contactez la **Leche League** (ligue d'allaitement) https://www.lllfrance.org/ une association qui soutient les mères qui souhaitent allaiter.

Si vous ne produisez pas assez de lait pour nourrir votre enfant, ou si vous êtes dans une situation qui vous empêche d'allaiter, vous avez également la possibilité de vous tourner vers une **banque de lait (lactarium)**, c'est-à-dire un point de collecte de lait maternel frais mis à la disposition des personnes qui en ont besoin. Les donneuses volontaires sont des mères qui ont plus de lait que ce dont leur bébé a besoin et qui décident d'en faire don pour aider celles qui en ont peu.

Bien entendu, le personnel des lactariums s'assure que toutes les donneuses sont en bonne santé et que leur lait est sans danger pour le bébé qui le reçoit. En général, ces points de collecte sont situés dans les hôpitaux qui disposent d'une unité de soins intensifs néonatals, car ce service est souvent utilisé pour les bébés nés prématurément. Comme vous l'avez peut-être déjà compris, l'allaitement est une expérience passionnante, mais il n'est pas sans obstacles, surtout pendant les premiers mois, au cours desquels la mère peut rencontrer des difficultés ou souffrir de véritables maux. Jetons un coup d'œil aux problèmes les plus courants que vous pouvez rencontrer pendant l'allaitement :

Rhagades : les rhagades sont des lésions au centre du mamelon, elles sont douloureuses et peuvent parfois saigner. La cause de ces fissures est principalement à rechercher dans une mauvaise succion du bébé. Dans ce cas, la première chose à faire est de se faire aider pour corriger la position de succion du bébé, qui ne prend manifestement pas le sein correctement. Pour vous soulager, vous pouvez utiliser une crème cicatrisante et veiller à laisser le sein aussi découvert que possible ; essayez également de mettre le bébé au sein avant qu'il ait trop faim, afin qu'il suce moins vigoureusement. N'arrêtez pas l'allaitement, sinon vous risquez de provoquer un engorgement des seins.

Engorgement mammaire : l'engorgement mammaire est un trouble qui affecte presque toujours les deux seins et qui survient lorsque certaines tétées sont manquées ou que la prise du bébé n'est pas correcte. Cela entraîne une stagnation du lait ; pour y remédier, il est utile d'augmenter la fréquence des tétées, voire de vider les seins manuellement ; des compresses chaudes et humides peuvent être utilisées avant la tétée pour stimuler l'écoulement du lait, et des compresses froides après la tétée pour soulager les symptômes. La situation s'améliore généralement en peu de temps, mais si elle ne se résout pas, l'engorgement mammaire peut entraîner une mastite.

Mastite : la mastite est une infection qui ne touche presque toujours qu'un seul sein. Elle peut être due à un engorgement non traité, à des infections bactériennes, mais aussi à un stress important de la mère. Elle se manifeste par une douleur, une rougeur et une chaleur de la peau ; la fièvre est souvent présente. En cas de mastite, consultez votre médecin, qui vous prescrira très probablement un antibiotique (évidemment compatible avec l'allaitement). Attention, une mastite non traitée peut se transformer en **abcès** avec accumulation de pus, qui doit être aspiré à la seringue ou drainé chirurgicalement.

1.5. La santé de votre bébé : comment gérer les anxiétés et les craintes

« Depuis que je suis mère, j'ai peur de tout » : je suis sûre que chacune d'entre nous a prononcé ou pensé ces mots au moins une fois.

En effet, avec la maternité, nous faisons toutes l'expérience du sentiment de peur, et si c'est une bonne chose car cela nous permet de nous rendre compte des risques et de les prévenir, d'un autre côté, une peur excessive peut devenir une limitation. Bien entendu, lorsqu'il s'agit de notre enfant, la prudence n'est jamais de trop ; par conséquent, gardez les yeux ouverts et la tête sur les épaules, mais sans vous montrer inutilement craintive.

Mais de quoi les nouvelles mères ont-elles peur ? De tout ! De ne pas être capable de s'occuper de leur enfant, de le blesser par inadvertance, de ne pas avoir assez de lait pour le nourrir. Toutes ces craintes sont compréhensibles, mais dans la plupart des cas infondées, car n'oubliez pas : vous êtes parfaitement apte à être mère, donnez-vous simplement le temps d'apprendre. On ne naît pas parent !

J'essaierai de vous aider en vous donnant des conseils sur la manière de prendre soin de la santé d'un nouveau-né et de gérer les angoisses et les situations particulières.

Le déclin physiologique : au cours des premiers jours, les nouveau-nés connaissent une diminution de leur poids de naissance, appelée **déclin physiologique** et due principalement à la perte de liquide. Cette perte de poids est généralement d'environ 5 à 7 % du poids du bébé, et est précisément appelée physiologique car elle est naturelle et parfaitement normale. Le bébé retrouve généralement son poids de naissance au bout de 15 à 20 jours, puis commence à prendre du poids progressivement.

Pour compenser le déclin physiologique, un démarrage précoce et correct de l'allaitement est très important. Dans la première période, le bébé prend environ 500 grammes par mois, mais ce n'est qu'une estimation, chaque bébé est différent. Si votre bébé ne prend pas beaucoup au cours des premiers mois, le pédiatre vous aidera en vous suggérant probablement d'ajouter temporairement du lait maternisé afin de lui assurer un apport nutritionnel suffisant.

Pleurs de bébé : parmi les événements qui effraient et bouleversent le plus les nouveaux parents, les pleurs de bébé occupent sans aucun doute une place d'honneur. Comme vous l'avez peut-être constaté, un nouveau-né pleure souvent, et cela doit être considéré comme normal. Le problème est que pour nous, du moins dans la première période, ses pleurs sont indéchiffrables. Pourquoi pleure-t-il ? A-t-il faim, a-t-il sommeil, est-il sale ou souffre-t-il de coliques ? Bien sûr, toutes ces raisons sont plausibles.

N'oubliez pas que les pleurs sont la seule forme de communication dont dispose un nouveau-né pour nous faire part de ses besoins.

Je sais, vous êtes fatiguée, vous avez sommeil, votre bébé pleure sans arrêt, et vous ne savez pas comment interpréter ces pleurs. Mais essayez un instant de vous mettre à sa place : en pleurant, le bébé éveille chez la mère le réflexe de s'occuper de lui, et elle garantit ainsi sa survie.

La solution pour arrêter les pleurs du bébé dépend de ce qui les a déclenchés. Ainsi, s'il a faim, faites-le téter ; s'il est sale, changez-le ; s'il a sommeil, créez un environnement approprié pour l'aider à s'endormir. Et si rien de tout cela ne fonctionne, essayez de le calmer en lui faisant écouter un bruit continu, comme un sèche-cheveux : cela fonctionne avec certains bébés !

Ce que vous ne devez absolument pas faire (je sais que ce n'est pas facile), c'est crier ou pleurer, car cela ne fera que l'agiter davantage. Si vous êtes vraiment épuisée, demandez à votre partenaire ou à un proche de prendre le relais. Parfois, une pause d'une demi-heure suffit pour se régénérer.

Coliques : au cours des premiers mois, environ 25 % des bébés souffrent de coliques. Si votre bébé se met à pleurer sans arrêt (généralement en fin d'après-midi), à fléchir ses petites jambes et à serrer les poings, il est probable qu'il souffre de coliques. La « **règle des trois** » est utilisée pour diagnostiquer les coliques : si votre bébé pleure pendant plus de trois heures par jour, plus de trois fois par semaine et pendant plus de trois semaines, il s'agit probablement de coliques.

On utilise le terme « coliques », mais en réalité, personne ne sait vraiment de quoi il ne s'agit ni ce qui les provoque. Selon certains pédiatres, les pleurs attribués aux coliques ne sont qu'une façon pour le nouveau-né d'exprimer son malaise à un certain moment de son développement. La bonne nouvelle est qu'après le troisième mois, ce trouble disparaît comme il était venu.

Mais, en attendant, comment apaiser le bébé ? Vous pouvez le mettre dans une écharpe de portage et aller vous promener, garder son ventre au chaud, ou simplement le câliner et le tenir sur le ventre.

Parmi les faux mythes concernant les coliques, il y a celui selon lequel le régime alimentaire de la mère est responsable de l'apparition des coliques. En réalité, il n'existe aucune preuve scientifique de cette affirmation, et la mère allaitante doit suivre un régime alimentaire sain et équilibré, mais sans exclusions catégoriques.

Il n'y a donc aucune raison d'arrêter l'allaitement pour traiter les coliques, puisqu'il n'y a aucune corrélation entre les deux et que les coliques surviennent aussi bien chez les bébés nourris au sein que chez ceux nourris au lait maternisé.

Dormir en toute sécurité : il est de la plus haute importance que vous sachiez comment prévenir le syndrome de mort subite du nourrisson (SMSN).

Ce syndrome correspond en la mort soudaine et inexpliquée du nourrisson pendant son sommeil. Il survient le plus souvent avant l'âge de six mois, puis le risque diminue progressivement jusqu'à disparaître complètement à l'âge d'un an.

Vous devez mettre en œuvre toutes les mesures suivantes pour que le sommeil de votre enfant soit sûr :

- le faire dormir sur le dos : cette position est considérée comme la meilleure façon pour de dormir les bébés ;
- le faire dormir dans la chambre de ses parents (mais pas dans le grand lit) ;
- ne pas l'exposer à la fumée de cigarette ;
- utiliser un matelas ferme pour son berceau et pas d'oreillers, de tour de lit pare-chocs ou de peluches ;
- évitez les températures supérieures à 20 degrés dans la chambre à coucher et ne le couvrez pas trop.

1.6. Comment retrouver la forme après l'accouchement

Si vous avez réussi à avoir une alimentation saine et équilibrée pendant votre grossesse et à pratiquer une activité physique, même légère, il est probable qu'au moment de l'accouchement, vous aurez accumulé environ 10 à 12 kilos, que vous souhaitez maintenant voir disparaître le plus rapidement possible.

Immédiatement après l'accouchement, vous perdrez un peu de poids, mais sachez que pour retrouver votre physique d'avant bébé, le temps de récupération postnatale est d'environ un an.

Oui, je sais que vous êtes impatiente de porter à nouveau votre jean préféré, mais il est inutile et contre-productif d'être pressée : vous devez respecter votre corps, qui a besoin de temps pour se remettre de la grossesse. Le mot d'ordre est : retour à la normale avec patience et persévérance.

En revanche, ce n'est certainement pas le moment de suivre des régimes draconiens, surtout si vous allaitez : mangez des aliments simples et sains, ne sautez jamais de repas et n'excluez aucun nutriment, y compris les glucides.

L'important est de les consommer dans les bonnes quantités et de suivre une alimentation variée, en réservant une large place aux fruits et légumes. N'oubliez pas de boire beaucoup car, surtout si vous allaitez, vous devez reconstituer les liquides que vous perdez.

Il est évident que pour retrouver votre silhouette d'avant la grossesse, un régime alimentaire approprié doit aller de pair avec une activité physique. Mais attention à ne pas en faire trop !

La grossesse et l'accouchement ont entraîné des changements importants dans votre corps, et pendant les 40 premiers jours suivant la naissance du bébé, je vous conseille de prendre soin de vous, de vous promener au grand air, de vous reposer lorsque votre bébé dort, bref, de suivre les rythmes de votre corps et de ne pas vous fatiguer.

Dans la première période, vingt à trente minutes de marche par jour sont l'activité idéale pour détendre et raffermir les muscles en même temps.

Une fois la période puerpérale terminée, vous pouvez commencer à pratiquer des disciplines douces comme le Pilates, qui est tout à fait adapté pour vous aider à retrouver la forme. En pratiquant le Pilates, vous travaillerez le tonus musculaire, la mobilité des articulations et les techniques de respiration, qui ont une importante fonction anti-stress et anti-dépresseur.

1.7 Comment gérer les conseils et les jugements (non sollicités) ?

Il arrive à tout le monde, tôt ou tard, d'être confronté à un jugement ou à une remarque (non sollicitée) du type « je ferais ça ». L'aspect amusant et parfois comique de l'arrivée d'un bébé est la mère se retrouve entourée d'experts qu'elle ne connaissait même pas quelques mois auparavant.

C'est pourquoi, dans ce paragraphe, je veux vous donner la bonne façon de répondre et de ne pas vous sentir la proie de critiques.

Je vous invite à ignorer les conseils des pseudo-experts afin que leurs remarques n'aient aucun poids.

Il faut savoir que chaque grossesse est « unique », si votre mère ou votre belle-mère a accouché de cette façon, il n'est pas certain qu'il en sera de même pour vous. Il est très important de ne pas se laisser influencer par des critiques insignifiantes, voire sans fondement, par exemple :

La corrélation entre les envies de fraises et les taches sur la peau est une légende. Donc si vous avez envie de fraises et qu'il n'y en a pas autour de vous, choisissez autre chose. Je peux vous assurer que votre bébé n'aura pas de taches.

Votre grossesse est UNIQUE, mais vous êtes la première à devoir intérioriser ce mot. Si vous y parvenez, toutes les voix inopportunes ressembleront à un bourdonnement.

Le « jugement » se poursuit même après la naissance. Certaines personnes commencent à jouer les investigateurs au point de vous dire le pourcentage de ressemblance entre l'enfant et ses parents. Cette information vous sera répétée avec assiduité chaque fois que vous les rencontrerez.

La meilleure façon de réagir à ces avis non sollicités est de se répéter « bla-bla-bla-bla » dans sa tête et de sourire. C'est ce que j'ai fait et ça marche !

L'autre étape, non sollicitée, arrive lorsque l'enfant commence à faire quelque chose, peu importe quoi, même un rot, pour s'entendre dire « il est exactement comme son père » ou « son père faisait ça aussi ». Dans ce cas, la technique que j'ai suggérée précédemment est parfaitement adaptée, mais vous pouvez également répondre aux commentaires non sollicités que votre enfant a sa propre génétique et que vous n'avez pas créé une photocopie de vous ou de votre partenaire.

N'oublions pas une autre étape importante, qui commence généralement par : « J'avais l'habitude de faire les choses de cette façon » ou « de mon temps, je faisais les choses de cette façon ». Je sais que cela ne changera rien mais j'avais envie d'en parler. Ici, le commentaire non sollicité suggère lui-même la réponse. Alors dites : « comme vous le dites, c'était à votre époque », puis souriez et pensez « bla-bla-bla-bla ».

Ce paragraphe est délibérément ironique car mon objectif est que vous souriez en lisant ces mots, et c'est exactement l'attitude que vous devez adopter face à tous ceux qui vous disent à quoi ressemble votre enfant, ce que vous devez faire, ressentir ou essayer. Mettez un terme aux agissements de ces personnes et ne les écoutez pas car elles ne parlent pas pour *vous*, mais pour elles-mêmes.

La pensée ou le jugement d'une autre personne reste toujours « sa pensée » et ne doit en aucun cas devenir « la vôtre » si vous ne la partagez pas. Pendant la grossesse, vous avez acquis tant d'habitudes bénéfiques, ce concept s'applique également aux personnes que vous fréquentez, rappelez-vous que « votre tête est un beau jardin, ne la laissez pas devenir une corbeille à papier, pleine des mots des autres ! ».

CHAPITRE 2
Vêtements, accessoires et équipement

S i vous avez fait une « **liste de naissance** », vous avez probablement déjà presque tout ce dont votre bébé aura besoin pendant la première année de sa vie. Mais vous ne devez pas revenir de l'hôpital en ayant déjà tout. Il vaut mieux, en effet, ne pas remplir la maison d'objets dont vous n'aurez jamais besoin. En effet, comme vous l'avez probablement déjà compris, un nouveau-né n'a pas besoin de tant de choses.

Ce qui ne doit surtout pas manquer, c'est **un siège bébé conforme à la législation,** à placer dans la voiture et à installer selon les instructions du fabricant. Pour tout le reste, vous avez le temps !

Dans ce chapitre, nous allons découvrir ensemble ce dont on a vraiment besoin à la naissance d'un bébé, à commencer par les vêtements.

2.1 Quels vêtements choisir

Le premier conseil que je peux vous donner concernant la layette du bébé est d'accepter les vêtements usagés des enfants de vos amies, sœurs, cousines, etc. !

Les enfants grandissent à une vitesse incroyable et vous vous retrouverez à donner ou à mettre au grenier des vêtements qui n'ont été portés qu'une seule fois ou qui ont encore leur étiquette. Ainsi, pour éviter tout gaspillage inutile, acceptez en cadeau ce que les autres mères vous offrent, et bien sûr, donnez les vêtements de votre enfant lorsqu'ils ne lui vont plus.

Voici les vêtements indispensables à la garde-robe d'un bébé :

- 10 bodies en coton (à manches longues ou courtes, selon la saison) ;
- 10 grenouillères une pièce avec boutons (là encore, la matière dépend de la saison, il y a du velours, du coton épais et du coton léger) ;
- 3-4 pyjamas ;
- quelques paires de chaussettes ;
- un bon nombre de bavoirs (je peux vous assurer qu'il n'y en a jamais assez !) ;
- une serviette carrée à capuche (bambou ou mousseline de coton : le matériau doit être naturel, respirant et avoir un bon pouvoir absorbant) ;
- des langes ;
- une gigoteuse (ou turbulette) : cette combinaison de couchage fermée en bas et sur les côtés, est très utile comme alternative aux draps et aux couvertures. Il existe des modèles pour l'hiver et d'autres plus légers ; le plus utilisé est celui qui laisse les bras du bébé libres. J'ai beaucoup utilisé la gigoteuse pour mes enfants, et je la recommande, elle est pratique et polyvalente !
- draps et couvertures ;
- 2 bonnets ;
- des moufles ;
- une doudoune matelassée ou une combinaison d'hiver.

N'oubliez pas que tout ce que j'ai énuméré doit être en tissu hypoallergénique, doux et respirant, comme le coton. Évitez les tissus synthétiques.

N'oubliez pas non plus que le nouveau-né doit être couvert de manière adéquate, mais pas excessive : il n'a pas plus froid que vous !

2.2 Quels objets choisir pour votre bébé : tétines, biberons, jouets et accessoires utiles

Les objets vraiment indispensables pour les premiers mois de la vie de votre bébé ne sont pas nombreux, en voici quelques-uns que j'ai trouvés très utiles avec mes enfants :

Mangeur de couches : cet outil est très utile si vous utilisez des couches jetables. Il s'agit d'une poubelle avec des sacs à l'intérieur. La poubelle se ferme hermétiquement une fois les couches jetées, ce qui garantit l'absence d'odeurs. Il existe des « mangeurs de couches » de différentes marques et dont les prix varient de 25 à 90 euros, auxquels il faut ajouter le coût des sacs (recharges).

Echarpe de portage ou porte-bébé : les deux sont très confortables et pratiques. Pour un nouveau-né, l'écharpe de portage est plus recommandée, car elle enveloppe complètement le bébé qui se sent en sécurité au contact de sa mère. Après quelques mois, vous pouvez passer au porte-bébé, lorsque l'enfant devient plus actif et a envie de bouger.

Le transat : le transat est un accessoire qui peut être utilisé dès les premières semaines de vie et qui est doté d'un dossier réglable et de sangles de sécurité souples. Il ne s'agit pas d'un article indispensable, mais il peut être utile pour porter le nouveau-né dans la maison et pour que nous, les parents, puissions-nous reposer.

Bien entendu, on ne peut pas laisser le bébé dans le transat pendant des heures, mais au maximum une demi-heure deux fois par jour. Après l'âge de six mois, l'utilisation de cet accessoire n'est pas recommandée, car les mouvements du bébé peuvent le faire se renverser.

Biberons, chauffe-biberons et stérilisateurs : ces articles sont indispensables si votre enfant est nourri au lait maternisé, mais sont inutiles si vous l'allaitez. Toutefois, je vous recommande d'avoir un biberon à la maison, au cas où.

Tire-lait : si vous allaitez, vous aurez peut-être besoin d'un tire-lait (objet utilisé pour extraire le lait maternel) au cas où vous auriez besoin de faire des réserves de lait. Il existe des tire-laits manuels et électriques sur le marché, et si vous ne voulez pas en acheter un, vous pouvez en louer dans une pharmacie.

Manège : un manège avec des lumières et de la musique à attacher au landau ou au-dessus du lit peut être utile.

Tapis d'éveil : ce sont des tapis souples avec deux arcs croisés auxquels sont suspendus des jouets et des petites marionnettes. Il s'agit d'un accessoire que l'on utilise généralement à partir de trois mois et, à mon avis, c'est un bon achat, car les bébés s'amusent beaucoup à essayer de toucher les différents jouets qui bougent et cela les divertit et les occupe pendant longtemps !

Coussin d'allaitement : il existe aujourd'hui toutes sortes de **coussins d'allaitement**, mais le plus adapté est le « coussin serpent », qui, grâce à sa forme ergonomique, aide à soutenir le bébé pendant l'allaitement.

La tétine : tétine oui ou tétine non ? La tétine est sans aucun doute un allié pratique pour les parents qui l'utilisent pour apaiser leur bébé et l'aider à s'endormir. En outre, de nombreuses études confirment que l'utilisation d'une tétine pendant le sommeil protège contre le risque de SMSN.

Alors oui à l'utilisation de la tétine, mais il est conseillé de la proposer au bébé environ 3-4 semaines après la naissance, pour ne pas compromettre un bon démarrage de l'allaitement. En effet, la technique de succion de la tétine est différente de celle du sein, et le bébé risquerait d'être confus et désorienté. En revanche, il n'y a aucun problème si votre bébé prend le biberon : dans ce cas, les deux techniques de succion sont les mêmes.

N'oubliez pas d'acheter également un support pour tétine avec une chaîne à attacher aux vêtements, afin d'éviter qu'elle ne finisse sur le sol.

Sac : en général, lorsque vous achetez un trio (dont nous parlerons dans un moment), vous recevez en cadeau un sac que vous emporterez avec vous lorsque vous sortirez avec un nouveau-né. Dans ce sac, vous mettrez des couches de rechange, des lingettes, un lange, un bavoir, une tétine de rechange, des vêtements de rechange.

Quant aux articles nécessaires à l'hygiène de votre bébé, évitez de faire une razzia dans une pharmacie, les choses dont vous avez vraiment besoin sont très peu nombreuses : des couches, un thermomètre numérique, des lingettes, une crème à l'oxyde de zinc pour les irritations, un nettoyant naturel et doux pour le bain, des ciseaux ronds, un peigne et une huile hydratante et émolliente, également adaptée aux peaux sensibles.

2.3. Quels équipements utiles choisir pour votre bébé : matelas à langer, poussette, siège auto, accessoires de sieste et de bain

Pour cette catégorie d'articles également, j'essaierai de vous aider avec une liste de ceux qui sont les plus nécessaires pour les soins et l'entretien d'un petit enfant. Comme nous l'avons dit, il n'est pas utile d'acheter tout, tout de suite, et certains articles (comme, par exemple, une chaise haute ou un parc) peuvent être achetés lorsque votre enfant aura un peu grandi.

Table à langer : je dois avouer que je n'en ai jamais eu. J'avais l'habitude de mettre un lange sur le lit pour changer mes enfants, mais pour être honnête cette solution n'est pas vraiment la meilleure, car se pencher plusieurs fois par jour, à la longue, fatigue le dos. En fait, la table à langer peut-être pratique, surtout s'il s'agit d'un modèle avec des étagères et des tablettes où vous pouvez ranger les couches et les lingettes. Vous pouvez la placer dans la salle de bains ou dans la chambre d'enfant, en fonction de l'espace dont vous disposez chez vous.

Trio : le trio est un système modulaire qui vous permet d'avoir tous les éléments dont vous avez besoin pour transporter votre enfant. Il se compose d'un châssis sur lequel sont fixés alternativement **la nacelle, le siège coque et la poussette**.

La nacelle : elle s'installe sur le châssis et sert de landau pendant les premiers mois de la vie ainsi que, souvent, de lit d'appoint pour le bébé. Elle présente l'avantage incontestable de pouvoir être déplacée facilement d'une pièce à l'autre.

À partir de cinq à six mois (ou en tout cas dès que bébé peut tenir sa tête droite) et jusqu'à l'âge de trois ans environ, vous utiliserez **la poussette** pour promener votre enfant, qui commencera alors à découvrir le monde extérieur. Le siège de la poussette peut être réversible, c'est-à-dire qu'il peut être positionné face à la rue ou face au parent.

Le siège coque, quant à lui, est indispensable pour transporter les enfants en toute sécurité dans la voiture dès les premiers jours de leur vie : il est exigé par la loi et doit être homologué selon les dernières réglementations. Ce siège peut accueillir un enfant pesant jusqu'à 9 kilos, après quoi vous devrez acheter un **siège auto,** qui doit également être homologué et équipé d'un dispositif anti-oubli.

Le trio est un équipement qui coûte plusieurs centaines d'euros, mais il est indispensable et vous devez le choisir de qualité supérieure. Bien sûr, ces trois articles peuvent aussi être achetés séparément, mais un seul achat est plus pratique et plus aisé.

Baignoire : voici un autre article indispensable pour rentrer à la maison avec votre nouveau-né. Je n'ai pas besoin de vous dire qu'un bébé ne peut pas prendre un bain dans une baignoire normale, mais qu'il a besoin d'une baignoire adaptée, généralement en plastique, qui sera placée dans votre baignoire ou sur le bac à douche. L'important étant de la poser dans un endroit stable pour éviter qu'elle ne se renverse.

Lit d'enfant : comme nous l'avons dit, de nombreuses

mamans (dont moi !) utilisent la nacelle du trio comme lit d'enfant pour la sieste du bébé, au moins pendant les premiers mois. Lorsque le bébé ne rentre plus dans la nacelle, il est temps de lui acheter un lit, qui conviendra généralement jusqu'à l'âge de quatre ans ; lorsque le bébé commence à dormir dans son lit, il aura besoin d'un réducteur pendant les premiers mois, afin qu'il continue à se sentir protégé et enveloppé. Il existe des lits de différents modèles et à tous les prix, mais le plus classique reste le lit à barreaux en bois.

Une alternative intéressante peut être le « cododo », qui est fixé au lit des parents et permet à la mère de prendre le bébé pour le nourrir sans sortir du lit. En général, ce type de lit est utilisé pour les premiers mois de l'enfant, mais il en existe qui sont approuvés jusqu'à l'âge de quatre ans.

2.4 Sécurité de votre enfant à la maison

Je conclurai ce chapitre en vous rappelant qu'une maison dans laquelle vivent des enfants doit être sûre :

- fixer les meubles aux murs ;
- installer des barrières de sécurité si vous avez des escaliers dans votre maison ;
- couvrir toutes les prises électriques avec des cache-prises ;
- sécuriser les fenêtres et les portes de balcon avec des loquets spéciaux ;
- ne pas fumer dans la maison ;
- utiliser des tours de lit et des protection pour les angles ;
- n'achetez que des jouets approuvés, non toxiques et ininflammables ;
- ne laissez jamais l'enfant seul pendant son bain, sur la

table à langer ou le lit, pendant qu'il mange ou lorsqu'il est sur le balcon ou dans le jardin.

Bien sûr, certaines de ces mesures ne seront pas nécessaires immédiatement, mais lorsque votre enfant sera capable de se retourner, de ramper ou de marcher à quatre pattes. Cependant, il est toujours préférable de sécuriser la maison dès la naissance de votre enfant, afin de ne pas être pris au dépourvu par d'éventuels dangers.

CHAPITRE 3
Maternité et travail : comment gérer sereinement le retour au travail et obtenir congés, primes et indemnités

I e sujet auquel nous avons décidé de consacrer le dernier chapitre de ce livre est extrêmement actuel et sensible. Il est bien connu que la naissance d'un enfant entraîne un profond bouleversement dans la vie d'une personne, tant sur le plan personnel que professionnel. Ceux qui font le plus souvent les frais de cette « réorganisation » sont les femmes, dont le taux d'emploi diminue considérablement après une grossesse.

La garde des enfants est encore presque entièrement laissée à la charge de la mère, qui doit réussir à concilier ses engagements professionnels et familiaux, et doit souvent quitter son emploi.

Il faudrait une véritable révolution culturelle pour changer les choses, des investissements dans les infrastructures sociales et un congé parental correctement rémunéré. Mais ce n'est pas le lieu pour aborder un sujet aussi vaste et complexe, je me contenterai ici de vous fournir des informations utiles sur les droits des femmes actives pendant et après la grossesse.

Congé parental :

À la suite de la naissance ou de l'adoption d'un ou plusieurs enfants, tout salarié, exploitant ou chef d'entreprise agricole peut bénéficier, sous certaines conditions, d'un **congé parental** . Le **congé parental**, de durée variable, permet au père et/ou à la mère de l'enfant de suspendre ou de réduire leur activité professionnelle afin de s'occuper de l'éducation de leur enfant. Si vous travaillez avant la naissance de votre enfant, vous devez demander un congé parental à votre employeur . Vous devez avoir au moins 1 an d'ancienneté dans l'entreprise à la date de la naissance ou de l'arrivée de l'enfant dans la famille en vue de son adoption. La demande doit être faite par lettre recommandée avec accusé de réception :

1 mois avant la date prévue du congé parental si celui-ci fait suite à un congé de maternité ;

2 mois plus tôt si non, et si le congé parental est à temps plein ou à temps partiel.

Si vous choisissez de reprendre votre travail sans opter pour le congé parental, votre employeur doit être informé un mois avant votre retour au travail.

Le congé parental peut donner lieu à une **rémunération** par le versement d'une allocation par la Caisse d'allocations familiales (CAF) ou la Mutualité sociale agricole (MSA).

Le congé parental entraîne la suspension de la rémunération. S'il est pris à temps partiel, le salarié est rémunéré au prorata du temps travaillé. En cas de congé parental à temps plein, l'assuré peut, sous certaines conditions, demander une aide financière pendant le congé sous forme d'allocations ou de prestations.

Le congé parental peut durer au maximum 3 ans. Les deux parents peuvent prendre un congé parental, mais aucun ne peut prendre la durée maximale. Pour bénéficier des allocations familiales de la CAF, il est obligatoire de partager le congé parental entre les deux parents.

Pour le premier enfant, la durée maximale est de six mois pour chaque membre du couple, dans la limite du premier anniversaire de l'enfant.

À partir du deuxième enfant, la durée est de 24 mois maximum par parent jusqu'au troisième anniversaire de l'enfant.

Dans le cas de la naissance de triplés, la durée est de 48 mois maximum, jusqu'au sixième anniversaire des enfants.

Ils peuvent ainsi bénéficier de la prestation d'accueil du jeune enfant (PAJE), composée des allocations suivantes (dont certaines sont cumulables) :

- Prime à la naissance ou à l'adoption ;
- L'allocation de base ;
- La contribution partagée pour l'éducation de l'enfant (PREPARE) : pour les naissances ou adoptions après le 31 décembre 2014 ;
- Choix libre du supplément pour enfant (CMG).

Le montant net de l'allocation de naissance est de 1 003,95 € à partir du 1er juillet 2022. En cas de naissances multiples, il est versé autant de primes de naissance qu'il y a d'enfants.

Le montant net de la prime d'adoption est de 2 007,90 €
à compter du 1er juillet 2022.

La prime de naissance est versée en une seule fois au
cours du 2e mois suivant l'arrivée de l'enfant. Son
montant est de 1 003,97 € par enfant à naître et de 2
007,95 € en cas d'adoption (compte tenu de
l'augmentation de 4 %).

L'allocation de base est une allocation financière
mensuelle destinée à aider les parents à couvrir les frais
d'entretien et d'éducation de leur enfant. Elle est versée
mensuellement jusqu'à l'âge de 3 ans. Son montant à taux
plein est de 182 euros (+4%)

Complément de garde d'enfants (CMG) : une garde
d'enfants peut être obtenue à la reprise de l'activité.

Une fois que votre employeur vous a informé de votre
congé parental, **vous devez contacter votre CAF
pour demander l'allocation PréParE**. Pour ce faire,
il vous suffit :

- Remplir le formulaire Cerfa n°12324*05 et l'envoyer à
  la Caisse d'Allocations Familiales. Trouvez les
  coordonnées de votre CAF en consultant cet article
  Comment prendre contact avec la CAF : Téléphone, mail,
  courrier, ... (aide-sociale.fr)
- **Si vous n'êtes pas encore bénéficiaire de la
  CAF**, vous devrez également faire votre déclaration de
  situation en remplissant le formulaire Cerfa
  n°11423*06 . Envoyez ce formulaire, accompagné de
  votre demande de PreParE, à votre Caisse

d'Allocations Familiales.

- **Si vous dépendez de la MSA** : Le formulaire à remplir est celui disponible ci-dessus. Il est commun avec celui de la CAF. Puis l'envoyer à la Mutualité Sociale Agricole (tous les contacts ici (Comment trouver l'adresse de votre MSA, le numéro de téléphone, ... (aide-sociale.fr) accompagné de la déclaration de situation si vous n'êtes pas bénéficiaire de la MSA, mais relevez toujours du régime agricole (le formulaire est également disponible ci-dessus).

Quatrième partie
Devenir mère avec la science et l'amour

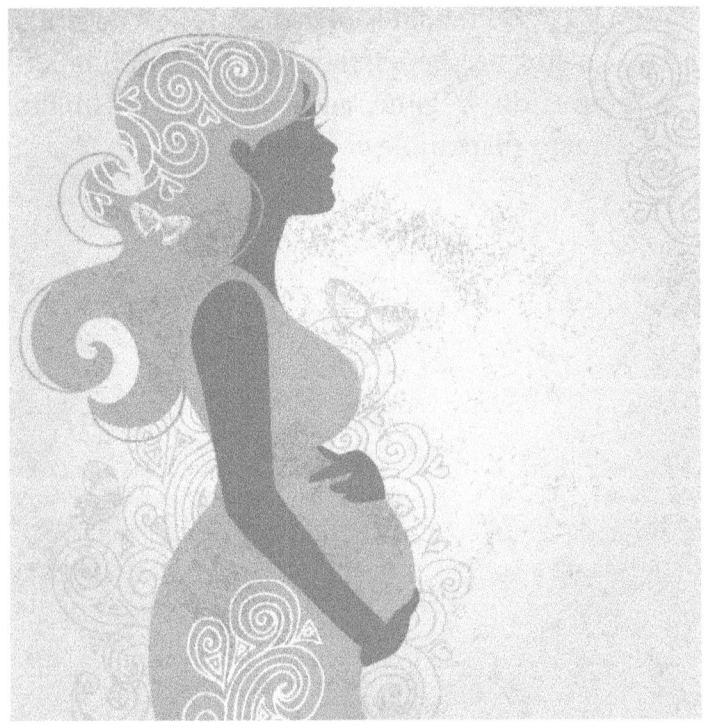

Glossaire des termes médicaux : comment reconnaître et traiter les symptômes des principales affections de la mère et de l'enfant.

Acide folique : vitamine à prendre lors de la recherche d'une grossesse et au moins pendant le premier trimestre de la gestation, essentielle pour prévenir les malformations telles que le spina bifida.

Amniocentèse : procédure invasive utilisée pour le diagnostic prénatal des anomalies chromosomiques. Elle est réalisée entre la 14e et la 19e semaine de grossesse.

Apgar (test d') : test permettant de déterminer l'état de santé du bébé juste après sa naissance.

Bêta-hCG : hormone indiquant une grossesse en cours. Les tests de grossesse sont basés sur la recherche de cette hormone.

Bi-test : c'est un test sanguin qui peut être effectué au cours du premier trimestre pour identifier toute anomalie dans les chromosomes du fœtus. Elle est généralement réalisée avec une **clarté nucale**.

Bouchon de mucus : couche de mucus qui se forme dans le col de l'utérus au début de la grossesse. La perte du bouchon est l'un des signes de l'imminence de l'accouchement.

Braxton- Hicks (contractions) : les contractions de Braxton- Hicks sont de fausses contractions, qui peuvent apparaître dès le deuxième trimestre et consistent en un durcissement du ventre pendant quelques secondes.

Césarienne : la césarienne est une intervention chirurgicale qui remplace l'accouchement naturel et qui est réalisée en pratiquant une incision dans l'abdomen et l'utérus.

Clarté nucale : échographie réalisée au cours du premier trimestre, généralement en conjonction avec le **test B**, qui permet d'évaluer la probabilité d'éventuelles malformations du fœtus.

Colique : malaise typique des premiers mois du nouveau-né, survenant généralement en fin d'après-midi et accompagné de crises de larmes souvent incontrôlables.

Contractions : les contractions sont des spasmes des muscles de l'utérus qui servent à dilater le col de l'utérus et à faire descendre le bébé dans le canal de naissance.

Coombs indirect : prélèvement sanguin effectué deux fois pendant la grossesse pour détecter dans le sang de la mère des anticorps susceptibles d'attaquer et de détruire les globules rouges du fœtus.

Cordon ombilical : le cordon ombilical est la structure de liaison entre le système circulatoire du fœtus et le placenta. Il est constitué de deux artères (transportant le sang non oxygéné du fœtus vers le placenta) et d'une veine (transportant le sang oxygéné du placenta vers le fœtus), entourées d'un gel de matrice extracellulaire, appelé gelée de Wharton, recouvert extérieurement par l'amnios. Normalement, le cordon s'insère au centre du placenta, mais parfois il est excentré ou peut courir sur une courte distance dans les membranes avant de s'ancrer au placenta (insertion vélamenteuse). Le sang du cordon ombilical est particulièrement riche en cellules souches, qui peuvent être prélevées au moment de la naissance, stockées et utilisées ultérieurement pour traiter des maladies, comme la leucémie. Le don de sang de cordon ombilical peut être soit hétérologue, c'est-à-dire mis à la disposition de la communauté, soit autologue, c'est-à-dire destiné à l'usage exclusif de l'enfant à naître ou de ses proches en cas de besoin.

Courbe glycémique : test effectué au troisième trimestre pour le diagnostic du **diabète gestationnel**.

Croissance fœtale : l'évaluation de la croissance fœtale est effectuée par des échographies en série, au cours desquelles on mesure la variation dans le temps de certains paramètres physiques de référence. Entre 7 et 13 semaines, le fœtus présente un développement constant, non affecté par des facteurs constitutionnels, raciaux et nutritionnels, et la mesure de sa longueur du vertex au sacrum permet de dater le moment de la grossesse, avec une approximation d'environ quatre jours. Au fur et à mesure de la gestation, le diamètre bipariétal (distance entre les os pariétaux du crâne, en abrégé, la circonférence crânienne, la circonférence abdominale et la longueur fémorale sont pris en compte. Les valeurs mesurées sont reportées sur les graphiques de la courbe de croissance : il est ainsi possible de vérifier que le développement de l'enfant à naître suit un cours progressif harmonieux et linéaire, et qu'il n'y a pas de retard de croissance ou d'arrêt de croissance.

Cytomégalovirus (CMV) : il s'agit d'un virus très répandu qui infecte les humains, en particulier les enfants en âge scolaire. La transmission de l'infection, qui peut être asymptomatique ou similaire à un syndrome grippal, se fait par contact avec le sang, l'urine, la salive, le liquide séminal, les sécrétions vaginales et le lait maternel. Une femme qui contracte l'infection à cytomégalovirus pendant la grossesse peut la transmettre au fœtus via le placenta : le risque pour la santé de l'enfant à naître est d'autant plus grand que l'âge gestationnel auquel la transmission a lieu est précoce, mais dans 90 % des cas, la maladie est sans conséquences. Dans un cas sur dix, cependant, on observe des lésions du système nerveux, un retard de développement et une prématurité.

Les tests du premier trimestre comprennent la détection, dans le sang maternel, d'anticorps dirigés contre le virus qui sont révélateurs d'une infection ayant précédé ou ayant été contractée pendant la grossesse.

Diabète gestationnel : diabète identifié pour la première fois pendant la grossesse.

Échographie obstétrique : l'échographie est un examen diagnostique permettant de suivre l'évolution de la grossesse. Elle est réalisée à l'aide d'une sonde qui émet des ultrasons, lesquels se sont avérés à ce jour non nocifs pour l'enfant à naître. En effet, l'échographie est utilisée chaque fois que l'on suspecte des pathologies maternelles et fœtales, mais aussi pour la surveillance normale de l'évolution de la gestation. Au cours d'une grossesse normale, trois échographies sont réalisées. La première a lieu au cours du premier trimestre (5e-13e semaines) et permet d'évaluer la présence et la viabilité de l'embryon et l'évolution régulière de la gestation, en vérifiant également s'il s'agit d'une grossesse unique ou multiple. Il s'agit de la seule échographie permettant de dater correctement la grossesse, ce qui permet de corriger éventuellement la date présumée de l'accouchement. Vient ensuite l'échographie morphologique (19e-23e semaine), qui analyse l'anatomie de l'enfant à naître et diagnostique certaines des malformations les plus fréquentes. Enfin, la future mère subira l'échographie de croissance (28e-32e semaine), qui permet d'estimer le poids et de vérifier la croissance régulière du fœtus.

Endomètre : l'endomètre est la paroi interne de l'utérus et subit des modifications morphologiques et fonctionnelles qui sont étroitement associées aux phases du cycle menstruel. De nombreuses femmes souffrent d'endométriose, une maladie féminine causée par l'accumulation anormale de cellules endométriales à l'extérieur de l'utérus, qui provoque de fortes douleurs et des troubles intestinaux.

Gestose (ou prééclampsie) : une complication potentiellement dangereuse de la grossesse, caractérisée par une pression artérielle élevée et la présence de protéines dans les urines.

Grossesse gémellaire : dans le cas d'une grossesse gémellaire, deux ou plusieurs embryons (puis fœtus) se développent simultanément. La grossesse est appelée triplette ou quadruplette si trois ou quatre embryons se développent respectivement. Environ 3 grossesses sur 100 sont des jumeaux, et le pourcentage passe à 20-40% si la grossesse a eu lieu à la suite de techniques de procréation médicalement assistée. Les grossesses gémellaires sont considérées comme des grossesses à haut risque, car elles sont associées à une plus grande probabilité de complications tant maternelles que fœtales. Pour cette raison, des examens et des contrôles échographiques plus fréquents que pour une grossesse normale sont nécessaires.

Hyperémies gravidiques : trouble caractérisé par des nausées intenses et des crises de vomissement très violentes.

Liquide amniotique : le liquide amniotique entoure le fœtus à l'intérieur du sac amniotique tout au long de la grossesse. Il est produit par les membranes fœtales et surtout par le fœtus, qui l'exsude d'abord par la peau et, dès que ses reins commencent à fonctionner, l'élimine sous forme d'urine après l'avoir ingéré.

Nausées et vomissements pendant la grossesse : des nausées et des vomissements légers à modérés pendant la grossesse doivent être considérés comme normaux, principalement en raison de l'action de la progestérone, qui ralentit la vidange de l'estomac. Ces symptômes n'affectent généralement pas la santé de la mère et du fœtus. Toutefois, dans les cas graves, une hyperémiés peut se développer, caractérisée par des vomissements incoercibles qui se poursuivent au-delà du premier trimestre, avec éventuellement une perte de poids, une déshydratation et une hypotension. Cette situation peut nécessiter une hospitalisation.

Péridurale : anesthésie locale appliquée pendant le travail pour mieux gérer la douleur.

Perte physiologique : perte de poids temporaire que connaissent presque tous les nouveau-nés au cours des premiers jours de leur vie.

Placenta : le placenta est l'organe qui soutient le développement du fœtus pendant la gestation. Les échanges métaboliques et nutritionnels entre le sang maternel et le sang fœtal se font à travers le placenta. En outre, il est le siège d'une production hormonale intense et de phénomènes immunologiques complexes.

Prélèvement vaginal/rectal : prélèvement effectué en fin de grossesse pour détecter la présence éventuelle de streptocoque du groupe B.

Prise de poids pendant la grossesse : normale au cours des 2e et 3e trimestres de la grossesse, elle est due à la croissance du fœtus et de ses structures, mais aussi à la rétention d'eau et à l'accumulation de tissu adipeux maternel. Après la 20e semaine, une prise moyenne de 2 kilos maximum par mois est recommandée, pour un total de

11-16 kg.

Procréation médicalement assistée : la procréation médicalement assistée est l'ensemble des procédures impliquant le traitement d'ovocytes, de spermatozoïdes ou d'embryons humains dans le cadre d'un projet visant à obtenir une grossesse chez des couples ayant des problèmes de fertilité. En fonction des différents problèmes sous-jacents à l'infertilité, il existe différentes techniques, allant de la simple stimulation ovarienne par des hormones à la production in vitro d'embryons qui sont ensuite transférés dans la cavité utérine.

Progestérone : la progestérone est une hormone stéroïde appartenant au groupe des hormones progestatives. Chez les femmes en âge de procréer, elle est sécrétée par le corps jaune et le placenta.

Rupture des eaux : rupture de la poche amniotique qui se produit immédiatement avant ou pendant le travail. C'est un signe clair d'une naissance imminente.

Sécurité prénatale : alternative non invasive au **prélèvement de villosités** choriales et à l'**amniocentèse** pour évaluer la présence d'éventuelles anomalies chromosomiques chez le fœtus. Cet examen peut être réalisé à partir de la dixième semaine de grossesse.

Surveillance (monitoring) : examen effectué dans les dernières semaines de la grossesse pour vérifier le bien-être de l'enfant à naître.

Toxoplasmose : la toxoplasmose est une infection causée par le protozoaire *Toxoplasma gondii*, qui est généralement transmise par les chats ou par la consommation de viande crue ou insuffisamment cuite, de saucisses crues ou de fruits et légumes crus non lavés. Chez les adultes, la maladie ne présente aucun signe de transmission, mais elle peut provoquer de graves malformations fœtales si une femme est infectée pour la première fois pendant sa grossesse. Le diagnostic est établi par un test sanguin de détection d'anticorps spécifiques. Si le test est négatif, la femme risque d'être infectée et, pendant toute la durée de la grossesse, elle doit éviter tout contact avec les chats, ne manger des légumes et des fruits crus qu'après les avoir soigneusement lavés, se laver soigneusement les mains (surtout après avoir jardiné ou touché de la viande crue) et ne consommer que de la viande bien cuite. Il sera également nécessaire de répéter le test tous les mois pendant la grossesse pour détecter et traiter toute infection à un stade précoce.

Travail : processus qui, par la dilatation progressive du col de l'utérus (de 0 à 10 centimètres), conduira à la naissance du bébé.

Villocentèse : procédure invasive qui peut être effectuée vers la 12e semaine de grossesse pour diagnostiquer d'éventuelles anomalies chez le fœtus.

Bibliographie et lectures Recommandées

- *Histoires de félicité*, Clémentine Galey
- *La grossesse : toute la vérité, rien que la vérité,*

Maude Harcheb

- *#Future Maman*, Gaëtan Pinalie
- *Le guide féministe de la grossesse*, Pihla Hintikka et Élisa Rigoulet
- *La Remplaçante*, Mathou et Sophie Adriansen
- *Mamans du monde*, Ania Pamula et Dorothée Saada
- *Devenir mère,* Amandine Lagarde et Yanick Revel
- *La vérité sur le sexe après Bébé*, Caroline Le Roux
- *Linea Nigra* , Sophie Adriansen
- Le guide de la naissance naturelle, Ina May Gaskin. *Les vrais besoins de votre bébé*, Dr Bernadette Lavollay
- L'incontournable : *J'attends un enfant* de Laurence Pernoud
- *La maison des maternelles : Le guide des parents épanouis* d'Agathe Lecaron
- *Être mère, c'est que du bonheur... ou pas !* de Daniela Martins
- *Ma grossesse en 300 questions/réponses* de Marjolaine Solaro
- *Mon corps après bébé se joue avant 6 semaines,* Dr Bernadette de Gasquet
- *Les compétences du nouveau-né*, Dr Marie Thirion

Sites utiles

Déclaration de grossesse : https://www.service-public.fr/particuliers/vosdroits/F968#:~:text=La%20d%C3%A9claration%20de%20grossesse%20vous,fin%20du%203 e%20mois.

Examens médicaux obligatoires : https://www.service-public.fr/particuliers/vosdroits/F967

Congé maternité : http://www.cpam17.fr/ameli/simulateurs_maternite_v2/mater.htm

https://www.mon-enfant.fr/ : le site de la Caisse nationale d'allocations familiales fournit des informations sur la garde d'enfants, les relais d'enfants (Bélier), les aides financières, les lieux d'accueil parents-enfants. Utile : liste par département et par commune des installations, des soignants, des relais, etc.

https://www.enfant.com/ : site d'information, d'interaction et d'échange pour tous les futurs parents et les parents de la naissance à 11 ans du magazine Enfant. Vous trouverez des articles sur la nutrition, le développement de l'enfant, l'éducation... Jeux, conseils, recettes et une section dédiée aux papas...

https://www.parents.fr/ : vous trouverez sur ce site une foule d'informations sur les bébés, la conception, le bien-être, vos droits... Très facile à utiliser, ce site vous permettra certainement de trouver les réponses à vos questions. Il propose également un forum, des blogs et des vidéos.

https://www.magicmaman.com/ : site public dédié aux familles et aux enfants de tous âges (0 à 18 ans). Ce site est complet, vous y trouverez notamment des idées d'activités, des idées de garde... Vous avez également la possibilité d'interroger des spécialistes. Il propose un forum sur de nombreux sujets dont un thème

« Enfant différent » où l'on discute de l'autisme, des maladies orphelines, de la surdité ... Ce forum est très complet et compte un grand nombre de membres. Vous y trouverez sans doute réconfort, soutien, conseils, informations ...

https://www.mamanpourlavie.com/ : site d'information sur la procréation, la grossesse... Et aussi une section sur les papas pour la vie ! Articles sur le co-sleeping (co-dodo), le transport...

http://www.mercimaman.com/ : site informatif proposant des idées d'activités, de lecture et de loisirs. Les explications sont claires.

https://www.parent-solo.fr/ : ce site est orienté vers les familles monoparentales et mixtes : mères célibataires, pères célibataires, beaux-parents... Il offre de nombreux services : annonces, adresse web, bibliothèque et forum. Un avocat répond à vos questions.

http//www.jumeaux-et-plus.fr/ : le site des parents d'enfants multiples. Si vous avez des jumeaux, des triplés, des quadruplés... n'hésitez pas à rejoindre leur liste de discussion pour échanger entre parents.

http://www.bebe-arrive.com/ : ce site très convivial vous fournit diverses informations sur l'arrivée de votre bébé. L'accouchement, l'allaitement, la contraception... autant de sujets que ce site aborde. Veuillez noter qu'il n'a pas été mis à jour depuis 2006, mais certains articles sont toujours intéressants.

https://www.bebepassion.com/ : grossesse, accouchement, arrivée du bébé... une multitude d'articles sur des sujets qui intéressent les (futurs) parents. On y trouve un annuaire des maternités, un forum de discussion, des informations sur les droits en France, en Belgique et au Québec.

http://www.babyfrance.com/bebeforum/ : un forum avec des sujets variés : grossesse, couple, alimentation, noms, complications, l'allaitement

https://paroledemamans.com : C'est un site qui regorge d'informations pratiques et d'actualités sur la grossesse, la maternité et l'éducation des enfants.

Applications utiles les plus téléchargées pendant la grossesse

Grossesse + : suivi complet de votre grossesse
Disponible sur *Google Play et Apple Store .*

Neomama : méthodes douces et naturelles pendant la grossesse *Disponible sur* *Google Play* et *Apple Store* . *Gratuit.*

Wemoms : pour discuter entre mères

Disponible sur Google Play et *Apple Store. Gratuit.*

Trouver le nom idéal
Disponible sur Google Play et *Apple Store . Gratuit (version complète à 3,49 €).*

Régime alimentaire pendant la grossesse : savoir quoi manger pendant la grossesse

Disponible sur Google Play et Apple Store . Gratuit (version Premium 2,99 €/mois)

Hello Tribu : conseils et cadeaux

Disponible sur Google Play et Apple Store . Gratuit (version Premium 2,99 €/mois)

Conclusions

N ous sommes arrivés au terme de ce voyage extraordinaire, et je vous remercie d'avoir choisi ce livre pour vous accompagner dans le voyage le plus important de votre vie : la maternité. Une expérience merveilleuse, mais aussi, comme vous l'aurez déjà constaté, pleine d'obstacles et d'imprévus.

J'espère que mes conseils vous ont été utiles pour vivre la période de la grossesse, les difficultés de l'accouchement et les premiers mois avec votre enfant, qui sont sans aucun doute passionnants, mais aussi très fatigants, tant physiquement que psychologiquement.

N'oubliez pas **que les femmes ne naissent pas mères et ne le deviennent pas en un instant.** C'est un processus long et difficile, qui implique des sacrifices, de l'abnégation et un grand sens des responsabilités. Mais la maternité est aussi **une expérience unique et irremplaçable,** et puis quand on devient mère on acquiert des super-pouvoirs qui nous donnent la capacité de faire face à n'importe quelle situation, mais ça vous l'a déjà compris, non ?

⭐ **Bonus gratuit** ⭐
"Mon Journal de grossesse et BONUS SECRETS"

Voulez-vous <u>votre "Journal de grossesse"</u> **GRATUIT** ?

C'est très simple, il suffit de télécharger le

QR-code <u>ci-dessous</u>.

Vous pouvez également l'imprimer en haute résolution pour noter chaque détail et vous en souvenir pendant des années. **Télécharge ton journal de grossesse et d'autres <u>surprises exclusives</u> pour te remercier de ta confiance** ! Scanne simplement le code QR pour accéder à tes cadeaux.

https://drive.google.com/drive/folders/1tdIZlEULtAuCnxWZa93Cb7e2EfPoZoUb?usp=sharing